国家出版基金项目
NATIONAL PUBLICATION FOUNDATION

总策划　复旦大学医学科普研究所

总主编　樊　嘉　院士　董　健　所长

骨科专家

聊健康热点

董　健　阎作勤　马晓生　林　红
（主　编）

U0195789

上海科学技术文献出版社
Shanghai Scientific and Technological Literature Press

图书在版编目（CIP）数据

骨科专家聊健康热点 / 董健等主编. —上海：上海科学技术文献出版社，2024

（医学专家聊健康热点. 复旦大健康科普丛书 / 樊嘉，董健主编）

ISBN 978-7-5439-9051-7

Ⅰ. ①骨… Ⅱ. ①董… Ⅲ. ①骨疾病—防治 Ⅳ. ① R68

中国国家版本馆 CIP 数据核字（2024）第 075582 号

书稿统筹：张　树
责任编辑：王　珺
封面设计：留白文化

骨科专家聊健康热点

GUKE ZHUANJIA LIAO JIANKANG REDIAN

董　健　阎作勤　马晓生　林　红　主编
出版发行：上海科学技术文献出版社
地　　址：上海市淮海中路 1329 号 4 楼
邮政编码：200031
经　　销：全国新华书店
印　　刷：商务印书馆上海印刷有限公司
开　　本：720mm×1000mm　1/16
印　　张：17.75
字　　数：222 000
版　　次：2024 年 7 月第 1 版　2024 年 7 月第 1 次印刷
书　　号：ISBN 978-7-5439-9051-7
定　　价：70.00 元

http://www.sstlp.com

丛书编委员

总主编：樊　嘉（中国科学院院士、复旦大学附属中山医院
院长）

董　健（复旦大学医学科普研究所所长、复旦大学附
属中山医院骨科主任）

编委会委员（按照姓氏笔画排序）：

丁　红　丁小强　马晓生　王　艺　王小钦　王达辉　王春生

亓发芝　毛　颖　仓　静　任芸芸　华克勤　刘天舒　刘景芳

江孙芳　孙建琴　孙益红　李　娟　李小英　李益明　杨　震

吴　炅　吴　毅　余优成　汪　昕　沈锡中　宋元林　张　颖

陈　华　陈海泉　林　红　季建林　周　俭　周平红　周行涛

郑拥军　项蕾红　施国伟　姜　红　洪　维　顾建英　钱菊英

徐　虹　徐辉雄　高　键　郭剑明　阎作勤　梁晓华　程蕾蕾

虞　莹　臧荣余　漆祎鸣　谭黎杰

本书编委会

主　编：董　健　阎作勤　马晓生　林　红

副主编：胡安南　曹　露　郑超君

编　者（按照姓氏笔画排序）：

马天聪　马易群　王　旭　王　晨　王世龙　王会仁　王厚磊

王晓峰　车　武　文舒展　石家齐　朱越峰　华秉譞　庄晨阳

李　娟　李现龙　李若愚　李熙雷　张　权　张　弛　张宇轩

陈　立　陈增淦　邵云潮　周　健　周晓岗　赵广雷　姜　畅

姜允琦　耿　翔　聂　聪　郭常安　黄　鑫　曹圣轩　章　晔

梁　运

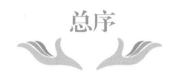

总序

上海医学院创建于 1927 年，是中国人创办的第一所"国立"大学医学院，颜福庆出任首任院长。颜福庆院长是著名的公共卫生专家，还是中华医学会的创始人之一，他在《中华医学会宣言书》中指出，医学会的宗旨之一，就是"普及医学卫生"。上海医学院为中国医务界培养了一大批栋梁之材，1952 年更名为上海第一医学院。1956 年，国家评定了首批，也是唯一一批一级教授，上海第一医学院入选了 16 人，仅次于北京大学，在全国医学院校中也是绝无仅有。1985 年医学院更名为上海医科大学。2000 年，复旦大学与上海医科大学合并组建成复旦大学上海医学院。历史的变迁，没有阻断"上医"人"普及医学卫生"的理念和精神，各家附属医院身体力行，努力打造健康科普文化，形成了很多各具特色的科普品牌。

随着社会的发展，生活方式的改变，传统的医疗模式也逐渐向"防、治、养"模式转变。2016 年，习近平主席在全国卫生与健康大会上强调"要倡导健康文明的生活方式，树立大卫生、大健康的观念，把以治病为中心转变为以人民健康为中心"。自此，大健康的概念在中国普及。所谓"大健康"，就是围绕人的衣食住行、生老病死，对生命实施全程、全面、全要素地呵护，是既追求个体生理、身体健康，也追求心理、精神等各方面健康的过程。"大健康"比

"健康"的范畴更加广泛，更加强调全局性和全周期性，需要大众与医学工作者一起参与到自身的健康管理中来。党的二十大报告提出"加强国家科普能力建设"，推进"健康中国"建设，"把人民健康放在优先发展的战略地位"，而"健康中国"建设离不开全民健康素养的提升。《人民日报》发文指出，医生应把健康教育与治病救人摆在同样重要的位置。健康科普的必要性不言而喻，新时期的医生应该是"一岗双责"，一边做医疗业务，同时也要做健康教育，将正确的防病治病理念和健康教育传播给社会公众。

为此，2018年12月26日，国内首个医学科普研究所——复旦大学医学科普研究所在复旦大学附属中山医院成立。该研究所由国家科技进步二等奖获得者董健教授任所长，联合复旦大学各附属医院、基础医学院、公共卫生学院、新闻学院等搭建了我国医学科普的专业研究平台，整合医学、传媒等各界智慧与资源，进行医学科普创作、学术研究，并进行医学科普学术咨询和提交政策建议、制定相关行业规范，及时发布权威医学信息，打假网络医学健康"毒鸡汤"，改变网络上的医疗和健康信息鱼龙混杂让老百姓无所适从的状况，切实满足人民群众对医学健康知识的需求，这无疑是对"上医精神"的良好传承。

为了贯彻执行"大健康"理念和建设"健康中国"，由复旦大学医学科普研究所牵头发起，组织复旦大学上海医学院各大附属医院的专家按身体系统和"大专科"的分类编写了这套"医学专家聊健康热点（复旦大健康科普）丛书"，打破了以往按某一专科为核心的科普书籍编写模式。比如，将神经、心脏、胃肠消化、呼吸系统的科普内容整合，不再细分内外科，还增加了肿瘤防治、皮肤美容等时下大众关注的热门健康知识。本丛书共有18本分册，基本涵盖了衣食住行、生老病死等全生命周期健康科普知识，也关注心理和精神等方面的健康。每个分册的主编均为复旦大学各附属医院著名教授，都是各专业的领军人物，从而保证了内容的权威性和科学性。

丛书中每个小标题即是一个大众关心的医学话题或者小知识，这些内容精选于近年来在复旦大学医学科普研究所、各附属医院自媒体平台上发表的推文，标题和内容都经过反复斟酌讨论，力求简单易懂，兼具科学性和趣味性，希望能向大众传达全面、准确的健康科普知识，提高大众科学素养和健康水平，助力"健康中国"行动。

樊嘉

中国科学院院士

复旦大学附属中山医院院长

董健

复旦大学医学科普研究所所长

复旦大学附属中山医院骨科主任

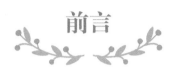

前言

随着生活方式的改变和人口老龄化的加剧，骨科疾病的发生率也在逐渐上升，在"健康中国"发展战略指导下，我们组织了复旦大学各附属医院的骨科专家，根据他们在临床实践中的经验，编写了这本包含骨与关节健康内容的科普图书。本书在内容上涵盖了脊柱、关节、创伤、骨肿瘤、骨质疏松五大方向，从疾病的基本概念到预防、诊断、治疗和康复均有涉及，力求体现最新的临床实践经验，基本上完整地介绍了目前医学界对骨科常见疾病的认识。

本书特色突出，系统规范，通俗易懂，简单实用。书中每个小标题都源自临床工作中收集而来且大众最常问、最易产生疑惑的问题。在写作过程中，我们还十分重视内容的可读性，通过丰富的插图、情景复现、案例分析和专家建议，帮助读者更好地掌握书中的骨科健康知识。全书内容采用深入浅出的方式解释复杂的医学概念，行文注重文字的科学性和趣味性。书中的一些内容精选于近年来在复旦大学医学科普研究所、各附属医院自媒体平台上发表的热点科普文章，我们通过再次构思、讨论、修订，内容更具有系统性，希望通过本书向大众传播更加全面、准确的健康科普知识。

为了方便读者更好地阅读本书，我们在书中加入了相关科普视频，做到纸质书与数字媒体相融合。一方面读者可以通过视频更加直观地学习各种骨科保健知识；另一方面也便于针对感兴趣的知识点作进一步了解。

这本《骨科专家聊健康热点》是我们这次一并出版的代表了复旦大学附属医院临床医学水平的"医学专家聊健康热点（复旦大健康科普）"丛书的一种。相信《骨科专家聊健康热点》这本图书将会让广大读者学到实用的医学知识，并掌握骨与关节健康的有效方法。

本书编写者均为临床工作一线的医师，大多有出国学习进修经历，临床经验丰富，保证了本书的质量。但书中难免有不足和疏漏之处，敬请读者和同仁们指教。

董健

复旦大学医学科普研究所所长

复旦大学脊柱肿瘤研究所所长

复旦大学附属中山医院骨科主任，教授

阎作勤

复旦大学骨关节病研究所所长

上海市老年医学中心党委书记，教授

马晓生

复旦大学脊柱外科中心副主任

复旦大学附属华山医院骨科主任，主任医师

林红

复旦大学医学科普研究所办公室主任

上海市老年医学中心骨科副主任，主任医师

2024 年 5 月

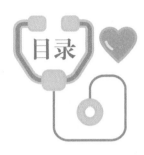

目录

常见脊柱健康热点问题

常见关节健康热点问题

常见骨科创伤热点问题

常见骨肿瘤热点问题

骨质疏松与脆性骨折热点问题

No. 1656807

处方笺

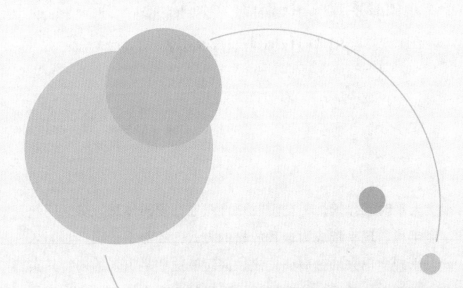

常见脊柱健康
热点问题

医师：＿＿＿＿＿＿＿＿＿＿

临床名医的心血之作……

你有过颈肩痛吗？

如何缓解宅出来的"颈肩痛"？
四个小妙招请查收

很多人平时工作繁忙，空闲时则喜欢宅在家里休息，缺少户外活动。刷手机、玩平板成为自我放松的方式，姿势不正确，时间久了，就会出现宅出来的颈肩痛！该如何缓解这些宅出来的痛？其实往往并不需要药物治疗，按我们给你提供的四个小妙招做或许就能缓解！

首先我们先来看看这些宅出来的痛都有哪些特点？

颈痛

这往往是导致宅家身体不适的头号罪犯。当低头看手机或平板时，颈椎处于屈曲状态，由于头的重力作用，对于一个正常体型的人，颈椎肌肉就要承受 25 千克左右的重量。如果颈部肌肉长时间维持这样的姿势，承受这么大的重量，就会损伤肌肉，出现颈部的僵硬和疼痛。

肩背痛

肩背痛也不是省油的灯。长时间以不正确的姿势躺在沙发上或者床上，例如"葛优躺"，就会造成肩背部肌肉劳损、韧带炎，继而出现肩背部酸痛和僵硬。

再来看看我们给您提供的四个小妙招：

颈部自由活动

前后的低头、仰头，左右偏头以及左右旋转，让颈部在一定范围内自由活动。

颈部极限活动

在低头时尽可能往下低，在仰头时尽可能往后仰，并用手轻轻推一下，辅助达到最大的活动范围。左右旋转时要缓慢旋转，转到极限，也可以用手轻推。往右转的时候，把右手搭到左肩膀上，转到极限时维持数秒钟；往左转的时候同理，把左手搭到右肩膀上，转到极限时维持数秒。

颈部肌肉对抗训练

首先颈椎保持中立位，双手手指交叉抵挡住前额，头部做低头的动作，两个动作形成对抗；然后反过来双手放在枕后，头部做后仰动作，手掌对抗；三是手掌放在头的一侧，头部向用力的反方向偏做对抗。这是锻炼颈部肌肉的等长收缩，可以增加颈椎的稳定性。

肩背部活动

记好"YTW"动作，锻炼肩背部肌肉。首先将双臂往上伸，仰头，手掌相对维持一段时间；其次手放下来，使手掌向下形成一个 T 字形；最后手掌朝前往后伸，后伸肩关节，使它类似于扩胸动作，尽可能往后伸，伸到极限后维持一段时间（如图 1）。

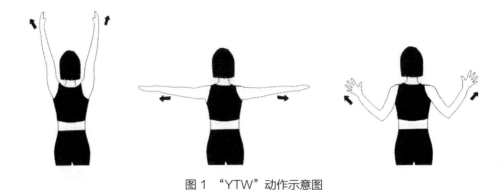

图1 "YTW"动作示意图

　　这四组动作可以明显缓解症状，每次可以做3~4个循环，用时15~20分钟。这四种锻炼方法不仅适合青年白领，50岁左右的中年人也可以练习。当然如果活动一两周后症状还不缓解，那就建议到医院进一步检查。如果长期坚持锻炼，会对保护颈椎起到很大的作用。

（董健）

"富贵包"不富贵，那是颈椎有问题

日常生活中经常会看到一些人在颈背交界处鼓出一个包块，这些人大多体态丰盈富态，所以很多老百姓认为其原因是体型肥胖、局部脂肪堆积，称其为"富贵包"，西方称之为"贵妇的驼峰"，颇有异曲同工之妙。

体态杀手（视频）

"富贵包"可不富贵

"富贵包"其实是颈椎"生病了"的一种表现，它包住的不是富贵，而是一些骨与软组织。通常由长期低头等不正确姿势所引起，与人的胖瘦没有明确的关联。即使是身材苗条的年轻人，稍不注意，也可能面临"富贵包"突出的问题。由于长期低头和颈部前伸，颈椎下段过度前突且胸椎上段过度后突，便形成了该交界处的骨性突起，其直接影响到附着的肌肉，相关肌群因此紧张痉挛，局部循环代谢不畅，引起慢性炎症以及脂肪堆积，该过程使原本较小的骨性突起逐渐增大，外形更加突出，"富贵包"就此成型。除了低头之外，长期使用不合适的枕头也会引起"富贵包"。

"富贵包"到底带来什么?

"富贵包"不同于普通的皮肤肿块,它所带来的危害不可小觑。除了会引起外观异常外,肩颈部肌肉长时间的紧张状态还会引起肌肉挛缩,进而压迫周围的神经和血管,导致局部僵硬、酸胀、疼痛,这些不适感可能向上放射至头颈部或向下放射至后背部,造成广泛的酸痛感。值得注意的是,"富贵包"的体积越大,往往意味着炎性增生组织对周围组织的压迫越强烈,因此上述症状也会更严重,甚至出现包块周围区域的麻痹感。此外,"富贵包"可能还会影响脑部供血,并可能与高血脂、高血压等心脑血管疾病有关联,个别患者会出现心动过速、心律不齐、血压升高、胸闷、失眠等交感神经激惹症状。

如何甩掉"富贵包"?

既然"富贵包"会带来如此之多的烦恼,那我们在日常生活中应该如何预防,出现"富贵包"后又该如何治疗?

中医讲究"治未病",是指在疾病发生之前进行有效的预防。预防"富贵包"的发生主要有两点:一方面在日常生活中改正不良生活、工作习惯,避免颈部慢性损伤。坐姿应保持自然端坐位,调节桌、椅之间高度,避免头颈部过度后仰或前屈。日常生活中应有意识地保持抬头、挺胸、下颌微收的姿势,舒展身姿,头、颈、肩、胸保持正常生理曲线,更换使用合适的枕头,切忌长时间低头工作、学习或玩游戏。另一方面要坚持颈肩和背部肌肉锻炼,维持颈椎稳定和优美形态。锻炼方案需个体化,锻炼强度应量力而行,不要过度锻炼而损伤肌肉韧带。

如果已经出现了"富贵包",可以采取下面的方法缓解症状。

(1)热敷。热敷可以加速脖子附近的血液循环,能够有效地缓解"富贵包"。一般建议每天用热毛巾热敷肩部或是颈部 15 分钟即可。

（2）注意颈部保暖。夏天由于天气炎热，常常会开空调降温，如果直接将冷风吹到颈部会加重"富贵包"，建议对颈部保温，如室内温度低时用纱巾包裹，不会太热，也能透气。另外冬季外出时要注意颈部的保暖，佩戴围巾，避免颈部受凉。

（3）按摩。可以通过按摩缓解"富贵包"肩痛、麻木的症状。按摩可以加速血液循环，也能放松肩部的肌肉，疏通"富贵包"。也可以将按摩与热敷两种方式结合起来。

此外，如果出现了手脚麻木、头晕等症状或原有症状加重，可能是病变加重，要及时前往医院就诊，寻求专业人士的帮助。

（王子翔　林红）

科学选枕，避免枕头误区

许多人因为伏案工作或者玩手机而长时间低头，久而久之就可能导致颈椎病。近年来，人们也越来越认识到这一点，开始关注颈椎健康，选择适合的枕头就是其中非常重要的一个方面。睡眠占据着人生差不多三分之一的时间，如果枕头选择不对，则颈椎受罪。那么日常生活中如何选择枕头呢？要避免哪些误区呢？

躺平治不了颈椎病
（视频）

误区一：高枕"无忧"，枕头垫得高高的

一方面，睡高枕时会造成类似于低头的姿势，颈椎屈曲状态导致颈部后方的肌肉牵张，久之则造成了肌肉劳损，颈椎退行性改变。从临床上来看，长期低头是颈椎病发生的重要原因，所以高枕是不对的。另一方面高枕时脖子屈曲还可能影响气道开放，出现呼吸不畅、打呼噜等情况，严重时出现缺氧。

误区二：枕头高了不行，干脆不用枕头

有些颈部不适的人，在不睡枕头后确实会略有好转，因此就流传着颈椎病不应该用枕头的说法。还有部分人已经知道睡高枕不利于颈椎健康，就反向操作，干脆不垫枕头或者垫很薄的枕头。睡觉不用枕头相当于被动仰头，暂时解除了脖子后方肌肉紧张、脖子痛的病因，因而症状常常得到一定的缓解。但长期睡觉不用枕头，又会使颈椎过度伸展，一方面导致颈椎前方肌肉的拉伸，另一方面后方小关节受到应力会增加，长久的应力刺激就会导致小关节的退变。因此，不用枕头，会矫枉过正，颈椎仍然逃不过退变老化的命运。

误区三：枕头只枕头部

正常的脊柱有四个生理弯曲，颈椎是突向前方，所以在平卧位颈椎、头部和躯干成一条线，未垫枕头时脖子后面是空的。枕头，确切讲应该叫作"枕颈"，我们要把脖子后面支撑起来，刚好维持了颈椎前突的生理弧度。部分人理解字面意思，枕头就枕"头"，颈部没有支撑，生理弧度就难以维持，产生的结果其实和垫高枕差不多，颈部后方肌肉紧张甚至呼吸受影响。很多颈痛的患者，做影像学检查后发现颈椎生理曲度消失、变直，甚至反弓，其原因除了平时工作、生活中长时间低头外，可能和睡觉时枕头只枕在头下面也有关系。

那么我们该如何科学地选择枕头呢？其实最重要的就是维持颈椎前突的生理曲度。至于大家关心的枕头多高才合适，则没有标准答案，因为每个人最适合的枕头高度是不一样的。枕头适合的高度与脖子长短、背部厚度、枕头本身软硬等因素都有关系。平卧的时候，为了保持颈椎与身体成一线，背厚的人枕头需要比瘦的人高，这样才能保证颈椎、头部和躯干成一条线。侧卧也是一样的，肩膀宽的人枕头高度要比肩膀窄的人更高。因此，挑选枕头最好能亲自到现场试用、挑选，而不是迷信某个品牌或类型的枕头，甚至只根据广告来选择枕头。同时在使用枕头时不要只枕头部，枕头的下端一般要到达肩膀的后方。

（胡安南 董健）

是时候给你的颈椎减负了
——日常生活中有哪些颈椎杀手？

颈椎病的预防要从日常工作和生活中做起，有许多不良生活习惯会导致颈椎间盘负担过高，从而加速老化，最终导致颈椎病的发生。下面对此——描述，希望大家能避开这些坑。

（1）睡高枕或躺在沙发上头倚着扶手休息，会使颈椎过度前屈，增加了椎间盘的压力，长期下去会加速颈椎老化，导致颈椎病的发生。

（2）不用枕头也不好，这样睡眠时颈部没有依托，容易造成颈部肌肉疲劳，从而引起颈部酸痛。长期这样睡眠也容易造成颈椎老化。枕头在睡眠中起到支撑颈椎、保持颈部生理弧度的作用。睡觉时不使用枕头，头部就处于比较低的位置，颈椎长时间处于弯曲状态，容易出现颈椎不适、僵硬等症状，也可能造成打鼾加重。

（3）长时间半卧位看书、看电视，也会使颈椎一直处于疲劳状态，脖子还需要保持前屈，也容易造成疲劳和加速椎间盘的老化。不仅如此，"葛优躺"对腰部也会造成很大伤害。

（4）打电话时头偏向一侧，用肩膀夹住电话。这种行为被称为"电话斜颈"，它是一种常见的姿势问题。当头部偏向一侧时，颈部肌肉会变得紧张，颈椎会受到不必要的压力，长时间保持这种姿势会导致颈椎疲劳和颈椎病的发生。

（5）长时间低头工作，颈椎向前弯曲，类似长期处于"驼背"状态，椎间盘压力随时间延长而升高，久而久之，导致颈椎疲劳和退化。特别是电脑等现代科技产品使用者更容易受到这种危害。

（6）经常翘颈看智能手机或电脑屏幕，会使颈椎过度伸展，使颈椎后部关节突压力增加，造成小关节老化加速。

（7）颈部不注意保暖，例如：吹空调或电风扇的凉风，天气变冷时不注意加衣服等，会引起颈部肌肉痉挛和神经水肿，从而加速颈椎退化进程，或引起颈椎病复发。尤其在睡眠休息的时候，人体抗风寒能力下降，更易诱发颈椎病。

（8）趴在桌子上打瞌睡，会压迫面部和双臂，影响血液循环和神经传导，使颈椎长时间侧偏及过度前屈，造成颈部劳损。

不管是睡高枕，还是半卧位看书，各种引起颈椎前屈的动作都类似于变相低头，都会加重颈椎负担。日常生活中应该尽量避免这些动作，特别是避免长时间维持这些动作。为了不得颈椎病，是时候给你的颈椎减负了。

（周晓岗）

颈椎生理曲度变直 / 消失要紧吗？

最近一段时间，门诊多了一批年轻的新面孔，他们大多是因为颈部疼痛、脖子僵硬等不适来医院就诊，拍片后报告都显示"颈椎生理曲度变直 / 消失"。也有一些人是因为体检拍了颈椎 X 线片，发现颈椎生理曲度变直。有些人觉得休息后症状能缓解并不放在心上，而有些人则忧心忡忡甚至出现焦虑的状况。那么颈椎生理曲度变直 / 消失究竟是怎么一回事儿呢？下面就让我们从颈椎的视角来听听他对主人说的一些悄悄话吧。

颈椎生理曲度消失怎么回事（视频）

我是主人身体里面的颈椎，别看组成我的只有小小的 7 块颈椎骨、颈椎间盘和韧带，我可是支撑头部重量、保护颈部脊髓以及使脖子能够转动自如的重要结构！

首先我要郑重声明一下，颈椎生理曲度变直 / 消失并不是一种疾病，而是一种影像学表现！颈椎生理曲度变直 / 消失，通俗来讲就是脖子变直了，往往是在主人长期的不良姿势下导致我原本向前弯曲的生理性弧度减小甚至消失，严重者甚至会出现颈椎反弓（即形成向后弯曲的弧度）（如图 2）。

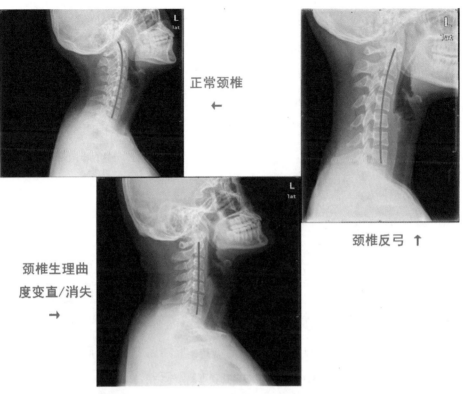

图2 正常颈椎、颈椎生理曲度变直/消失及颈椎反弓

在临床上，多数患者会出现颈部疼痛、肌肉僵硬等不适感，这些症状往往会在主人劳累或者脖子着凉后加重，更有甚者会出现手臂放射性疼痛、麻木等神经症状。也有一些患者除了偶尔的颈部不适外，并没有太大感觉。实际上，主人应该首先针对诱发因素进行治疗，而不是治疗生理曲度改变本身，诱因纠正了，颈椎生理曲度改变自然不会再进展，甚至还会好转。下面就跟着我来一起了解一下保护颈椎的三部曲吧！

改变姿势是基础，功能锻炼是核心

颈椎生理曲度变直/消失最多见的原因便是长期不良姿势导致颈部肌肉劳损、韧带松弛、椎间盘髓核脱水弹性降低，以至于无法维持颈椎正常的生理弧度。因此纠正生活不良姿势习惯、适当经行颈部肌肉的锻炼十分重要！主人在生活中要避免长时间低头伏案，办公时注意坐姿，电脑屏幕的高度与视线齐平或略高于视线；同时要减少手机及电脑使用时间，不使用过高枕头。在症状缓解期要适当进行颈部肌肉的功能锻炼等（参见下一节）。这里需要提醒主人的是，在进行功能锻炼前，建议先咨询专业医生，协助判断自身是否适合功能锻炼，以免适得其反。

理疗穿插做支撑，结合锻炼效果好

对于颈部肌肉酸痛、僵硬症状，主人也可以选择理疗（包括推拿、热疗等）来缓解，这些治疗的主要原理之一是促进颈部肌肉血液循环，加速代谢产物如乳酸（导致肌肉酸痛的主要代谢产物之一）等排出从而放松颈部肌肉，以达到减轻肌肉酸痛和僵硬感的目的。但由于理疗只能在短期内缓解症状，因此结合上文改变姿势以及功能锻炼才能取得更为长久的疗效。

药物治标不治本，但有时也必不可少

当然，短期缓解症状的药物也有很多，包括非甾体抗炎药，肌松剂，活血化瘀的中成药或贴膏等等。如果出现影响睡眠的疼痛，那么主人也可以选择局部封闭治疗。但值得注意的是，药物只能暂时缓解症状，并不能根治颈椎生理曲度改变，如果不去除诱因，颈部疼痛、僵硬等症状会反复发生。

哪些情况需要手术干预？

单纯颈椎生理曲度改变并不需要手术，通过改善生活和工作习惯，配合适当的锻炼，就能达到不错的疗效。但极少数情况下，比如出现颈椎严重后突畸形，或合并颈椎间盘突出和颈椎管狭窄并产

生了神经、脊髓压迫症状的时候，就需要手术纠正畸形和神经脊髓减压。

总之，颈椎变直无需惊慌，找准诱因，根据医生建议并结合主人自身情况选择个性化治疗方式，就可以有效地保护好自己的脖子！

但是，颈椎生理曲度变直/消失却是我向主人发出的无声警告，提醒主人需要改变自己的工作和生活方式，否则长此以往，颈椎老化速度可能会加快，提早出现颈椎间盘突出和其他颈椎病。

（邹琰培　李熙雷）

低头党脖子要废？
颈椎曲度恢复性训练来了

　　本套颈椎曲度恢复性训练是一种肌肉等长收缩锻炼。颈椎肌肉等长收缩锻炼，简单来说就是颈椎不用活动，但是仍然可以有效锻炼颈部肌肉的一种锻炼方法。

　　这套动作可以有效促进局部血液循环，强化颈部肌肉力量，缓解颈部疼痛，在一定程度上预防颈椎病，对于颈椎术后的患者也同样合适。

　　这套动作可以用弹力带完成，也可以徒手完成。建议任选一种完成整套动作，另外可以根据情况选择肩部锻炼。

第一组：弹力带对抗训练

　　如果条件允许，可以利用弹力带进行对抗训练，弹力带的力量更可控，可以更加准确地锻炼到目标肌肉，并且可以进行更多肌群的锻炼。没有弹力带用长一点的毛巾也可以。

1. 弹力带前方对抗

　　将弹力带对折，然后置于前额，注意双手之间的弹力带不用留太长，30厘米左右就够了，双手向后拉，同时头向前对抗弹力带的拉力，注意头部和颈部都保持基本不动，感受颈部肌肉（主要是前侧肌肉）的收缩，弹力带的力度可以自己调节，建议逐渐增加拉力，在保持颈部不动的条件下找到适合自己的拉力。以下的运动都可以以同样方式自主调节拉力。以合适的拉力保持10秒后休息（如图3）。

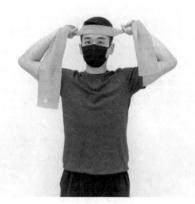

图3　弹力带前方对抗

2.弹力带后方对抗

将弹力带对折，左右长度均等置于枕部（后脑勺），双手向前，同时头向后做即将后仰的动作对抗弹力带的拉力，仍然注意头颈部保持不动，感受颈部肌肉（主要是后方肌肉）的收缩，以合适的拉力保持10秒后休息（如图4）。

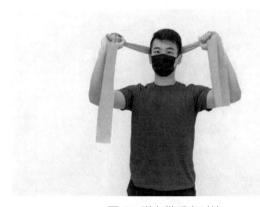

图4　弹力带后方对抗

3. 弹力带左侧对抗

将弹力前后长度均等，绕过左耳上方，左手自然放松，右手拉住弹力带，留出合适距离，向右侧拉开，同时头部向左侧对抗拉力，注意头颈部保持基本不动，弹力带保持与地面平行，感受颈部左侧肌肉的收缩，以合适的拉力保持 10 秒后休息（如图 5）。

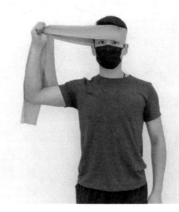

图 5　弹力带左侧对抗

4. 弹力带右侧对抗

换边（如图 6）。

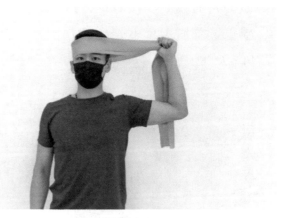

图 6　弹力带右侧对抗

5. 弹力带向左旋转对抗

将弹力带长度均等，从枕后（后脑勺）绕头一圈至前额交叉，左手不动，右手向右前侧拉开，同时头向左侧旋转对抗拉力，注意头颈保持基本不动，感受颈部肌肉（主要是胸锁乳突肌）收缩，以合适的拉力保持 10 秒后休息（如图 7）。

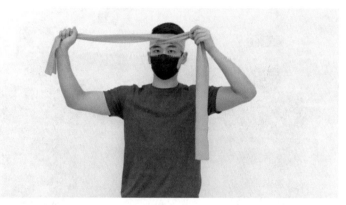

图 7　弹力带向左旋转对抗

6. 弹力带向右旋转对抗

换边（如图 8）。

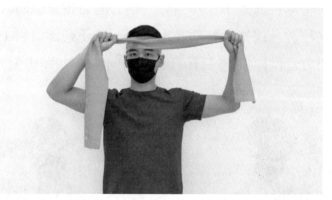

图 8　弹力带向右旋转对抗

第二组：徒手对抗训练

1. 徒手前后对抗

双手置于前额，向后按压，同时头部向前用力对抗双手压力，同样注意头部和颈部都保持基本不动，感受颈部肌肉（主要是前侧肌肉）的收缩，保持 10 秒后休息；同样，将双手置于枕部，向前用力按压，同时头后仰对抗，保持头颈部基本不动，感受颈部肌肉（主要是后侧肌肉）的收缩，保持 10 秒后休息（如图 9）。

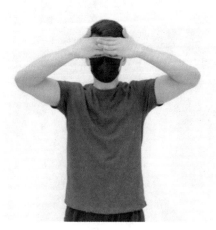 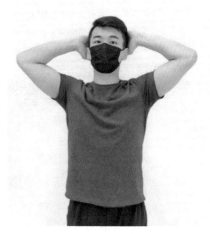

图 9　徒手前后对抗

2. 徒手左右对抗

左手手掌根部置于左耳上方，用力向右按压，同时头向左偏，对抗手的压力，保持头颈部基本不动，感受颈部肌肉（主要是侧方肌肉）用力，保持 10 秒后休息，右侧同样（如图 10）。

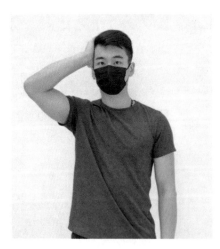 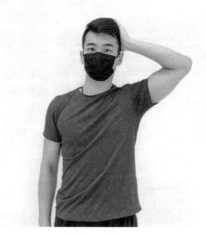

图 10　徒手左右对抗

3. 徒手旋转对抗

左手手掌根部置于左侧眉毛上方，同时头向左旋转对抗手的力量，感受颈部肌肉收缩，保持 10 秒后休息，右侧同样（如图 11）。

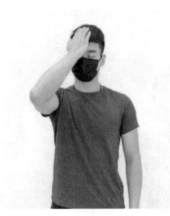
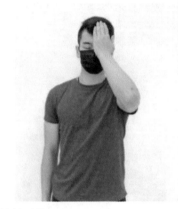

图 11　徒手旋转对抗

第三组：肩背对抗训练

肩背部训练对于提高颈椎的稳定性也有很大帮助。

1. 弹力带耸肩对抗

双脚将弹力带中段踩住固定，双手握住弹力带两端，调整长度，绕腕一圈固定，耸肩并感受颈肩部肌肉收缩（主要是斜方肌），如果觉得张力不够可以将弹力带继续绕腕几圈调节，以合适的拉力保持 10 秒后休息（如图 12）。

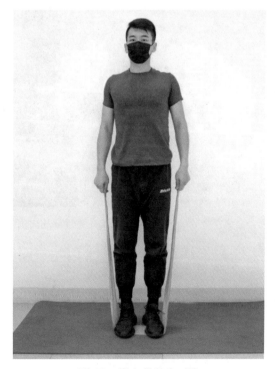

图 12　弹力带耸肩对抗

2. 弹力带背部对抗

将弹力带绕于合适高度的固定物上，比如门把手，固定牢固后，将弹力带两端向后拉，肩部外展，肩胛骨收紧，感受背部肌肉收缩，以合适的拉力保持 10 秒后休息（如图 13）。

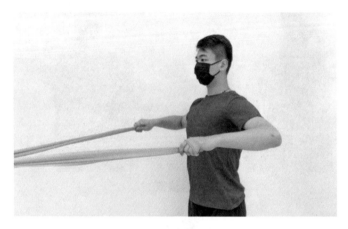

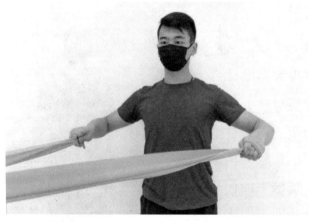

图 13　弹力带背部对抗

（郑超君）

你有过腰痛吗?

腰扭伤那些事儿

日常生活做家务时弯腰劳作,移动重物;出门路途中搬、拉行李,长时间坐车,这些可都是腰扭伤(俗称"闪到腰了")的危险因素,稍有不慎"闪"到腰,不但疼痛难忍,而且影响日常活动。

那么,腰是如何闪到的?腰扭伤后我们应该怎么处理?生活中要如何预防腰部扭伤呢?今天我们就来谈一谈关于腰扭伤的那些事儿。

腰是如何"闪"到的?

"闪到腰了",医学上称为"急性腰背部扭伤",多见于男性青壮年。腰背部扭伤的诱发因素主要有以下几点。

1. 无准备的突然用力

生活中,很多姿势都需要用到腰部的力量。腰扭伤大多是在弯腰状态下,在突然起身、搬重物或者上肢上举(比如晾衣服)时发生。突然做较大幅度的动作、突然用力时,腰部的肌肉群还没有做好充分准备,就可能引起肌肉损伤或者韧带的撕裂。更有甚者,腰椎间盘突出也会因此诱发。

2. 用力姿势不当

弯腰搬运地上的重物时也要注意使用正确姿势。大多数人习惯于双腿伸直站立，在不屈曲或稍屈曲膝关节、髋关节的情况下弯腰，使用腰部力量完成动作。这种姿势很容易造成关节囊、肌肉、韧带等软组织的劳损，有时不慎便会"闪到腰"，而且还会使腰椎间盘承受的压力增加，严重者甚至诱发腰椎间盘突出。

3. 长时间用力

如果腰部长时间用力、处于紧张状态而得不到休息，腰部肌肉就会疲劳，这时假如继续用力，就比较容易引起肌肉的损伤。此外，身体长时间维持在一个姿势，比如久坐等，腰部的部分肌肉始终保持在紧张、收缩的状态，这种情况下，一些日常的动作都有可能引起肌肉的扭伤、痉挛。

4. 身体有潜在疾病

极少数情况下，如果患者有严重的骨质疏松症、脊柱转移性肿瘤、腰椎间盘突出等，可能打个喷嚏、不注意扭了腰，就会引起剧烈的腰痛，甚至下肢的疼痛、麻木、无力等，此时应尽快就医。

腰扭伤后，应该怎么处理？

日常生活中大部分的腰扭伤都是在突然发力和活动时发生。"闪到腰"后，会有种"我痛得动不了"的腰部撕裂感，一动就痛，腰部紧绷，只能选择腰部挺直，上半身向前倾的姿势走路。在极少数情况下，可能会有麻木、腿部的过电等不适感。那么，腰扭伤后，应该怎么处理呢？

1. 停止活动

生活中，不管何种活动引起的腰部疼痛，一定要第一时间停止活动。疼痛是机体报警信号之一，部分人即使出现剧烈疼痛，却依旧坚持活动，这样只会引起损伤进一步加重，受到更大的伤害。

2. 卧床休息

腰部扭伤疼痛时应躺下来休息，使腰部肌肉处于放松状态，这样对肌肉损伤的康复和愈合有益。

3. 冰敷 / 热敷

腰扭伤后早期，具体而言，就是伤后 48~72 小时以内，属急性炎症期，冰敷能减缓伤处新陈代谢，减少炎性因子排放，延缓神经传导速度，因此可以缓解疼痛与肿胀。每次冰敷 15~30 分钟，每天 3~4 次，需要注意的是，冰敷时敷料不能直接接触皮肤，须在外面裹上毛巾、衣物等柔软材料，防止冻伤皮肤。伤后 3~4 天，可采用局部敷热巾或揉搓按摩，以促进损伤组织附近血液循环，有利于康复。

4. 止痛对症

如果卧床休息和冰敷都没有缓解疼痛，还可选择外贴膏药，或者口服非甾体类抗炎镇痛药来减轻疼痛。

5. 及时就医

如果只有单纯腰痛，没有出现下肢不适的症状，腰背部的按压和叩击也没有感到明显疼痛，可以在上述措施处理后观察。如果疼痛非常剧烈，不能缓解甚至出现疼痛不断加重、下肢麻木和无力的症状，一定要第一时间到正规医院就诊。通过 X 线检查甚至 CT、MRI 检查来确认损伤的程度和原因，排除脊柱的器质性病变。

日常生活中，怎样预防腰部扭伤？

腰扭伤产生的疼痛，对人们的工作与生活影响十分严重，那在日常生活中，我们应该怎样预防腰扭伤呢？

1. 活动前先热身，做好准备

在进行剧烈活动前，一定要充分地热身，让身体作好准备，避免运动损伤。此外，在活动过程中注意力一定要集中，确保站稳后

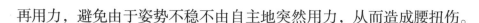

再用力，避免由于姿势不稳不由自主地突然用力，从而造成腰扭伤。

2. 注意保持正确的姿势

比如抬举、提拉重物时保持胸、腰部挺直，以下肢发力为主，并确保站稳之后再用力。此外，应尽量避免久坐、久站，长时间处于同一个姿势时，应每 30~45 分钟改变姿势、适当活动。

3. 平日多锻炼，注意保护

强健有力的腰部肌肉能够给腰部带来良好的支撑，更重要的是还能起到保护腰椎、避免腰部组织损伤的作用。因此，平时注意科学的腰背肌锻炼，加强腰背肌的力量，也是预防腰部扭伤的关键之一。复旦大学医学科普研究所、复旦大学附属中山医院骨科董健教授国家科技进步奖获奖团队分别针对中青年上班族白领和老年朋友创作了腰椎健身操（大家可关注复旦大学医学科普研究所公众号搜索该视频锻炼），该健身操简单易学，可使肌肉群均能得到锻炼，在工作学习间隙或平时在家休息时经常锻炼，能够有效缓解腰部疲劳，预防腰扭伤等腰椎疾病。

4. 按时体检

预防骨质疏松，及早发现肿瘤。骨质疏松症和肿瘤都是老年人的常见病，需要及早发现并采取预防措施。如果能早发现、早治疗，预后大不一样。人到中年，要积极进行锻炼，补充钙元素，这样能够延缓骨质疏松的进展。同时，每年的定期检查是早发现骨质疏松和肿瘤的最简便方法。

（陈帆成　林红）

久坐伤身！避免久坐 WHO 运动强度推荐

行立坐卧，本是我们身体的四种基本生活方式，是每个健康者每天必不可少的生活姿态与活动状态。坐，本义指人的止息方式之一，然而，坐久了却容易伤身：伤腿、伤腰、伤背、伤臀、伤出一身肥肉，甚至增加糖尿病和部分肿瘤的发生率……你能想到的坏处，久坐几乎全都有。

久坐的危害（视频）

那么，问题来了：每天坐多久才算久坐？

2020 年世界卫生组织（WHO）发布的《关于身体活动和久坐行为指南》中指出：久坐行为是指在清醒状态下长时间坐着、斜躺着或者躺着的低能量消耗行为。这里不但指出"久坐"状态下的能量消耗，更指出"久坐"的姿态：坐姿或斜躺姿势，都算是久坐。日常生活中常见的久坐行为，包括工作、学习时的姿态，及看电视、使用计算机、驾驶、阅读、书写、玩棋牌游戏等。

随着互联网时代的来临，久坐成为一种越来越普遍的社会和公共卫生问题。一项针对上海市居民的调查显示，超过 90.3% 的人半均每天静态行为（人在清醒状态下发生的肢体运动较少、能量消耗偏低的活动，包括久坐、看电视、倚靠或长时间的交通行为等）的时间超过了 3 小时，其中有 37.6% 的人静态时间达到了 6 小时 / 天至 8 小时 / 天。而美国癌症协会的研究显示，如果每天坐着超过 6 小时，早逝的风险会比每天坐小于 3 小时的人高出 19%！

此外，久坐姿势不当，还会带来腰痛不适。图 14 为不同姿势下的腰部受力，由此可见，坐着时腰椎受力要大于站立和平躺，再加上姿势不当，很容易患上腰肌劳损甚至腰椎间盘突出症。

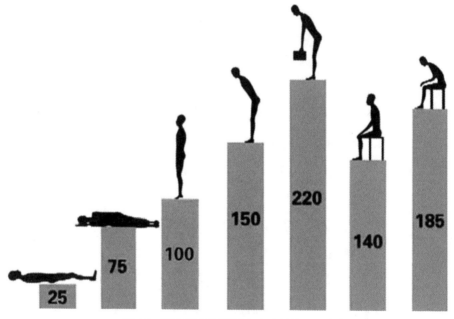

图 14　不同姿势腰部受力表（单位：千克）

因此，为了个人健康着想，应尽量避免连续静态行为。WHO 指出：成年人应该限制久坐时间，所有身体活动都有益。久坐时间改用来进行各种强度的身体活动（包括轻微强度）都能带来健康收益。建议每坐 45~60 分钟，抽出 3~5 分钟站立、做做伸展运动或四处走动。每周应至少进行 150~300 分钟的中等强度有氧活动，或至少 75~150 分钟的剧烈强度有氧活动，或者两者的结合，如果每周还能抽出两天进行肌肉强度训练，将能获得更大的收益。老年人最好能加入一些平衡性锻炼，减少跌倒的风险（如图 15、16）。

> 成年人每周应该进行至少150–300分钟的中等强度有氧活动；或至少75–150分钟的剧烈强度有氧活动；或者等量的中等强度和剧烈强度组合活动，可以获得巨大健康收益。
>
> 强烈推荐，中等质量证据

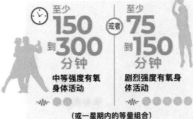

至少 **150 到 300 分钟** 或者 至少 **75 到 150 分钟**

中等强度有氧身体活动   剧烈强度有氧身体活动

（或一星期内的等量组合）

额外的健康福利：每星期至少

二天 中等或更高强度的肌肉强化活动，涉及所有主要肌群。

> 成年人还应进行中等强度或更高强度的肌肉强化活动，锻炼所有主要肌肉群，每周2天或2天以上，能带来额外健康收益。
>
> 强烈推荐，中等质量证据

图 15　成年人运动强度推荐（来源：WHO 公布数据）

> 老年人应该每周进行至少150–300分钟的中等强度有氧活动；或至少75–150分钟的剧烈强度有氧活动；或等量的中等强度和剧烈强度组合活动，可以获得巨大健康收益。
>
> 强烈推荐，中等质量证据

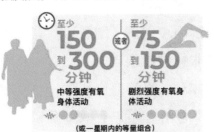

至少 **150 到 300 分钟** 或者 至少 **75 到 150 分钟**

中等强度有氧身体活动   剧烈强度有氧身体活动

（或一星期内的等量组合）

额外的健康福利：每星期至少

二天 中等或更高强度的肌肉强化活动，涉及所有主要肌群。

> 老年人还应进行中等强度或更高强度的肌肉强化活动，锻炼所有主要肌肉群，每周2天或2天以上，能带来额外健康收益。
>
> 强烈推荐，中等质量证据

额外的健康福利：每星期至少

三天 各种多成分身体活动，强调中等或更高强度的功能平衡和力量训练。

> 在每周身体活动中，老年人应该进行多样化身体活动，侧重于中等或更高强度的功能性平衡和力量训练，每周3天或3天以上，以增强功能性能力和防止跌倒。
>
> 强烈推荐，中等质量证据

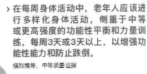

图 16　老年人运动强度推荐（来源：WHO 公布数据）

（李娟　董健）

长期慢性腰痛，年轻人不容忽视的问题

腰痛长久以来一直困扰着人们的生活与工作，严重的腰痛甚至会使患者出现运动功能障碍，从而丧失自理能力。虽然对于绝大多数无任何诱因（创伤、剧烈运动等）或伴随症状（发热、大小便异常等）的非特异性腰痛患者而言，合理的保守治疗，例如：减少运动、放松休息、疼痛部位热敷、必要时服用镇痛药物等，加之平时加强腰背肌锻炼，可以有效缓解，甚至治愈腰痛。然而，对于存在长期持续或反复发作性腰痛的青年患者（30~40 岁左右），就需要给予特别的关注，因为你的腰痛很可能来源于椎间盘，即盘源性腰痛。

什么是盘源性腰痛？

盘源性腰痛常见于 30~40 岁左右的青年患者，以男性居多，其疼痛主要是由于椎间盘内疼痛感受器对于压力极为敏感所致，而坐位时相对于站立位与平卧位椎间盘所承受的压力要大很多，因此，盘源性腰痛最为主要的临床特点便是坐的耐受性下降，疼痛常在坐时加剧，部分患者往往只能坐 20 分钟左右，便不得不改为站立或平卧以缓解疼痛。相对于其他软组织源性腰痛，盘源性腰痛不存在任何特异性的体征与症状，因此，在临床上极易被误诊为腰肌劳损。

与腰椎间盘突出症不同，盘源性腰痛通常不会存在下肢放射性疼痛或麻木等腰椎间盘突出症所特有的表现。腰椎间盘突出症患者通常是下肢疼痛大于腰骶部疼痛，甚至仅以下肢疼痛为主要表现。

因此，对于腰痛病程大于三个月，仅以腰痛为主要表现，且腰痛在坐位时加重，站立位反而缓解的患者便需要小心是否为盘源性腰痛了。一旦怀疑自己是"盘源性腰痛"，就应当去医院就诊，以免由于病程迁延不愈给自己带来更大的痛苦。

盘源性腰痛怎么诊断？

由于盘源性腰痛通常无神经根受压或椎体节段过度移位的影像学证据，而又缺乏特异性的临床症状与体征，因此极易被误诊为慢性腰肌劳损。核磁共振成像（MRI）上单一椎间盘的严重退行性改变可能是唯一客观的异常表现，但据此却无法明确诊断盘源性腰痛。

"椎间盘穿刺造影术"作为介入诊断技术，是目前诊断盘源性腰痛的"金标准"。通过向椎间盘内注射造影剂，使得椎间盘内压力升高，进而刺激椎间盘内对于压力极其敏感的疼痛感受器，从而模拟出与盘源性腰痛症状相类似的疼痛，进而明确盘源性腰痛的诊断。

盘源性腰痛怎么治疗？

尽管资料提示：日常家庭治疗、药物治疗、牵引疗法、推拿治疗等保守治疗手段，以及胶原酶化学溶解疗法，臭氧注射疗法，经皮激光椎间盘减压术，射频热凝靶点穿刺技术等介入微创技术都可以被用于治疗盘源性腰痛，并且都有治愈的先例。然而无论是上述哪种技术都无法彻底消灭掉相应病变椎间盘内的疼痛感受器，相关研究也证实，即便能够予以彻底消灭，也无任何技术能够避免存在疼痛感受器的神经纤维再次长入病变椎间盘内。

因此，最为有效的方法仅为彻底将这一病变椎间盘予以消灭，就目前的医疗技术而言，手术是一种相对有效的手段。因此临床上，一旦明确盘源性腰痛的诊断，而患者又无法耐受腰痛对于生活、工作的干扰时，我们便建议患者进行手术治疗。

盘源性腰痛手术安全吗？

尽管既往腰椎椎间融合术、腰椎后外侧融合术以及神经根背内侧支切断术都曾被用于治疗盘源性腰痛，但随着研究的进展，越来越多的研究开始支持"腰椎椎间融合术"作为治疗盘源性腰痛的首选治疗方案，因为腰椎椎间融合术是目前能够最为有效使腰椎获得相对稳定、减少椎间盘内压力变化的治疗手段。尽管需要损失一个腰椎节段的活动度，却可以有效缓解疼痛，并且在腰椎手术技术较为成熟的今天，手术创伤已不再是一个大问题。对于身强体壮的年轻人而言，通常在术后 6 个小时便可以自由下床活动。

（郑超君　马晓生）

慢性腰痛如何居家锻炼？

多达 85% 的人一生中会经历腰痛，其中相当一部分是慢性非特异性腰痛。什么是慢性非特异性腰痛呢？慢性非特异性腰背痛是指病程持续 12 周以上，病因不明的、无脊柱器质性病变的腰骶部疼痛与不适，伴或不伴大腿牵涉痛。疼痛症状多于卧床休息后减轻或消失，弯腰、久坐、久站后加重。经热敷、按摩等保守治疗后疼痛症状多可暂时缓解。体格检查常可发现疼痛部位存在肌张力增高或明显局限性压痛点（扳机点）。

以往认为所有腰痛都需要静养，但现在认为慢性非特异性腰痛患者应保持适当的运动，因为这样可以减轻疼痛并有助于维持或恢复柔韧性、力量和耐力。

其中核心肌群的稳定性训练是公认的最为有效的锻炼方式，大部分动作居家就可完成。下面，我们介绍几个增加核心肌群稳定性和有助于恢复腰背部柔韧性的动作，便于没有健身基础的人训练。

动作一：平板支撑。做好俯卧撑姿势，这是平板支撑运动的起始动作。屈肘，前臂着地，肘关节在肩关节下方。躯干伸直，头部、肩部、背部、髋部和踝部保持在同一平面，同时要收紧臀部和腹部肌肉。注意，不需要一味追求坚持时间，当出现塌腰、腰酸等不适，应及时终止，休息后再次训练。每次做 2~3 组（如图 17 ）。

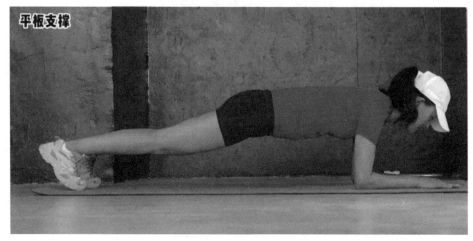

图 17　平板支撑

　　动作二：鸟狗式。面朝下，双手双膝支撑，缓慢伸髋同时对称上肢前伸，注意保持躯干伸直，核心收紧，身体不能晃动，每组做 20 个，每次 2~3 组（如图 18 ）。

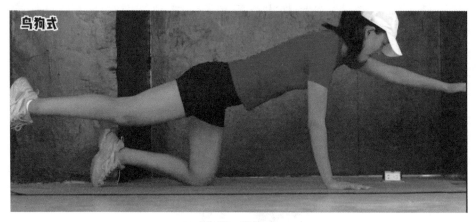

图 18　鸟狗式

　　动作三：死虫式。这一姿势因为状如死虫而得名，仰卧位，屈髋屈膝，双手指向天花板。在一侧下肢伸髋伸膝的同时将对侧上肢举过头顶，双侧交替进行。在整个动作中，躯干保持稳定，骨盆和腰部不能跟着动作一起晃动，背部要贴地，伸展时吸气，收回时吐气。每组做 15 个，每次 2~3 组（如图 19）。

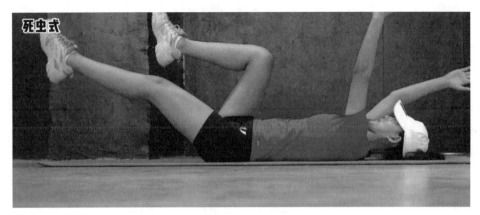

图 19　死虫式

动作四：臀桥。仰卧位，屈膝，足底着地，收缩臀大肌，抬起臀部，再缓慢放下，每组做 15 个，每次 2~3 组（如图 20）。

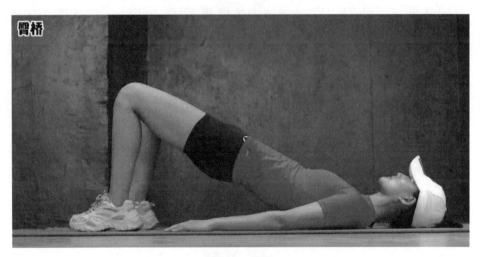

图 20　臀桥

以上动作，每周训练 2~3 次，可根据训练后身体恢复情况酌情增减。

（李娟　董健）

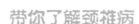
带你了解颈椎病

颈肩痛？手指发麻，发冷？四肢不灵活？ 这篇攻略为你解密

每一个怀揣梦想的白领都在办公室里夜以继日奋斗，然而随着时间的推移，他们的肩膀却越来越劳累沉重，有时，不断敲打键盘的双手会发麻，深感力不从心，伏案工作许久后甚至连抬头都格外费力……

这是由于他们都患上了共同的疾病：颈椎病。那么，颈椎病是什么？类型有哪些？颈椎病的患病率为什么那么高？颈椎病发生了应该怎么做？如何避免颈椎病的发生？这篇攻略就来带你解密。

颈椎病是什么？

颈椎病也被称为颈椎综合征，是因为颈椎间盘、颈椎各个节段之间的骨关节，还有周围邻近的韧带、肌肉、筋膜等结构发生了退行性变化，或者是由于其他疾病引起的继发性变化，而对脊髓、神经根、交感神经乃至血管等组织产生压迫和刺激作用，从而引发该综合征的众多临床症状和体征。

颈椎病目前主要被分成神经根型、脊髓型以及混合型，其中神经根型颈椎病最多发，疾病起初的表现大多是颈肩痛，然后会逐步加重，渐渐放射至上肢。每当头或双手臂的姿态不合适，或者突然碰撞牵拉到患肢时，可能会感受到强烈而短促的闪电般锐痛，双手臂的皮肤也会有发麻、发冷的不正常感觉，并且可能出现上肢力量下降、肌力减退，或者部分手指运动不听使唤、不够灵活的症状。

为什么颈椎病的患病率那么高？

高患病率是因为诱发因素多种多样且在生活中十分常见，大致可分成内因和外因两大类。较多见的内因有先天性颈椎管狭窄、颈椎椎骨衰老增生而退变或发育性畸形等；而外因大多是创伤、颈部局部受凉、长期坐姿不正确、疲劳或者情绪异常……

对于长时间坐在桌子前的白领或学生而言，颈椎病的诱发因素大多源于工作或学习的姿势有误。低头族们天天写字、敲键盘、玩手机，颈部屈曲时间太久，造成周围肌群疲乏，长期如此便引起了颈椎间盘、椎间各关节和周围筋膜、韧带的退行性改变，发生椎骨增生、颈椎间盘突出、颈椎管狭窄等由慢性内源性损伤而造成的老化；颈部局部着凉或情绪异常将另外导致肌肉血管过度收缩痉挛，进一步加重颈肩沉重酸痛的症状，如此便形成颈椎病。

得了颈椎病怎么办？

颈椎病患者不能对自己的病情忽视，需要按照合适的方法以控制症状、恢复健康、避免加重。颈椎病的治疗方法可以分为保守治疗、手术治疗。

颈椎病中有 80% 的病例可以用保守治疗来控制。保守治疗包含牵引、物理治疗、药物治疗等。牵引是通过颈椎各节段间受到的牵引力和自身抵抗而生成的反牵引力两者的相互平衡，来让颈椎曲线不良好的现象逐步发生变化，然而它的效果是有限的，只在症状较轻时适合，症状急性发作期不可以使用牵引。物理治疗是用天然的或人工的多种物理因素，来达到医治疾病的目的，然而部分疗法存在烫伤皮肤的风险。另外，药物治疗是以缓解疼痛、营养神经、局部消炎退肿的目的为主，对于软组织的慢性劳损有较为肯定的治疗作用。

手术治疗手段主要有：前路人工椎间盘置换、前路融合、后路椎管减压术等。其旨在解除对神经的压迫并重建稳定的力学性能，避免神经损伤继续加重，更重要的是为已有的病变创造康复的条件。

如何避免颈椎病的发生？

有什么方法可未雨绸缪？怎么从根本上预防颈椎病？那就需要在生活中牢记以下四条守则：

（1）纠正错误的生活工作姿态，远离颈肩关节的慢性劳损。对于学生或白领而言，调整好桌与椅的距离和高度，当处于最佳的坐姿——自然端坐位时，忌头颈部过度后仰或前屈，工作学习30分钟左右就应让头颈部放松运动一次。

（2）注意保暖，改善血运。天气热时，晚上睡觉应注意避免颈肩部着凉，空调温度控制在适宜范围，冷风不可以直吹颈肩部。

（3）选择合适高低的枕头。枕高约10厘米并根据自身头宽、肩宽调节。仰躺时头颈部后方需要软物支撑；侧卧时枕头高度应该尽量和肩膀同高。

（4）时常主动运动颈肩部的肌肉，其关键在于动作和缓，切忌各关节活动快速，适可而止，锻炼方案同样需要个体化。

在职场打拼的各位朋友，让我们拒做低头族，多多仰望同一片蓝天吧。

（庄晨阳 林红）

"麻"烦了，是颈椎病吗？

小李是一名普通上班族，过着"朝九晚五"的快乐生活。前些日子，她总是在晚上突然醒来，并发觉手指时不时地发麻。起初小李觉得是自己睡觉的姿势有问题，大概是自己睡着之后太闹腾，压到了自己的手指，也就没放在心上。但是最近几天，手指发麻的情况愈发严重，不仅是在晚上，现在白天刷短视频都没以前那么顺畅了。这可怎么办，睡觉不舒服还可以凑合，现在都影响日常"摸鱼"了！同事小丁知道小李"麻"烦了，淡定地说道：手麻肯定是颈椎病，我也有过，做做针灸推拿就好了。小李思来想去，还是决定先去医院寻求医生的帮助。

生活中出现类似手指发麻的情况很常见。那是不是手指发麻就一定是患了颈椎病呢？答案是否定的。确实，神经根型颈椎病患者的手指麻木是典型症状，但它通常有一定的特征性，或是拇指、食指等桡侧麻木，或是小指、无名指等尺侧麻木，有时不仅指尖发麻、感觉迟钝，甚至累及前臂、上臂，同时伴有握力下降。而另一大常见的引起手指麻木的疾病是腕管综合征。腕管综合征是由于腕管内压力增高导致正中神经卡压而引起。通俗来说，就是我们手部的神经原本像跑车一样在双向八车道的高速公路上飞驰，突然前方出现了施工，车道被缩窄，成了窄窄的一条车道，这时候我们的车速就显著地下降了，习惯了高速行驶的跑车突然变成了龟速，自然无法完成原来的任务。再加上随着压迫时间的延长，跑车的零部件会被慢慢损耗，相对应的神经也会受到损伤，最后就导致了手指的疼痛麻木甚至肌肉的萎缩。

那我们应该怎么来鉴别颈椎病和腕管综合征呢？医生主要通过体格检查和辅助检查来明确诊断。在患者手腕中部加压，如果出现远端手指麻木或刺痛加重，则考虑腕管综合征的可能大。另外，让患者腕背伸持续 30~60 秒，如出现拇指、食指、中指麻木或刺痛，也提示为腕管综合征。如果通过颈椎磁共振检查确定无明显的神经根压迫，则进一步提升腕管综合征的可能，进一步进行肌电图检查基本就可以确诊了。小李通过这几项检查，也明确了病因，原来造成这个"麻烦"的罪魁祸首不是颈椎病，而是腕管综合征。经过及时对症保守治疗，她的手麻症状也得到了极大的改善，如果以后注意保养，完全可以避免发展到最后需要手术进行腕管减压治疗的情况。

温馨提醒

造成手麻的原因有很多，颈椎病只是其中一种，如果出现持续手麻刺痛或伴随手部肌肉萎缩等情况，一定要及时前往医院进行诊疗，万不可将一切"麻"烦都归咎为颈椎病。

（庄晨阳　林红）

"不痛不痒"的颈椎病，为啥医生都叫我开刀？

"什么？要开刀？"

拿着刚做好的颈椎磁共振来看门诊的老李听到医生的话惊呆了。老李过年打了几天麻将，觉得两只手有些麻木，本来觉得没什么大毛病，休息几天就好了，正好去医院配皮肤病药膏时顺便去看了个骨科门诊。门诊医生问了症状，弹了几下手指之后，开了一张单子让老李去做检查。没想到复诊时，医生说颈椎病已经非常严重了，需要尽快进行手术治疗。老李心想，之前自己从来没生过什么大毛病，最近也只是手有点麻，症状并不重，怎么就要开刀了？不会是医生在骗人吧？

话说回来，医生并没有骗人，也没有危言耸听，一旦诊断为脊髓型颈椎病，应当如医生所说，尽快进行手术治疗。原因如何，让我们细细道来。

在所有颈椎病的类型中，脊髓型颈椎病是最让医生头疼的一种。脊髓是中枢神经，如果全身的神经是电线，脊髓的角色类似总电缆。脊髓型颈椎病是一种由于脊髓受到严重压迫导致的疾病，最关键的是，脊髓型颈椎病常常起病非常隐匿，有时患者就医时仅有轻度的不适，如手脚轻度麻木等，颈椎磁共振拍出来时脊髓已经压迫得非常严重了。

　　怎样去理解脊髓压迫呢？我们常和患者解释，支配我们四肢活动和感觉的总神经（脊髓）走在一个充满水（脑脊液）的管子中，因为周围有水的缓冲，所以当我们运动或是外伤时脊髓并不会受到明显的损伤，但当颈椎老化、椎间盘突出等原因存在时，这根管子的容积变得非常小，脊髓周围缺乏水的缓冲，甚至直接受到管壁的压迫，这时候轻微的损伤就会造成严重的后果。而之所以脊髓型颈椎病症状不重，原因之一，颈椎的老化是一个非常漫长的过程，往往数年的积累才会导致较为严重的压迫，神经有充分的时间去适应这样的压迫，就像给骆驼一根一根地加稻草，即使稻草已经很重，骆驼仍然可以保持站立，而轻微的一次创伤，就会成为"压死骆驼的最后一根稻草"；原因之二，脊髓型颈椎病常常会导致深感觉损害，它并不会导致特别明显的症状，因为深感觉本身就是维持我们运动和平衡的"隐形卫士"。当你觉得腿脚稍微有点不灵活或走路常常容易绊倒的时候，有可能深感觉损害已经非常严重了。

　　为什么没什么症状，医生却认为应该开刀？其实很多时候这个问题也造成了医患之间的沟通困难，我们姑且可以用"上医治未病"来解释。因为即使是症状较轻的颈椎病，在不慎外伤的情况下也很有可能发生"颈脊髓损伤综合征"（在《摔了一跤，手又痛又麻，罪魁祸首可能在颈椎》一文中详述），发生严重的急性脊髓损伤，如果发生了这种情况，可就"亡羊补牢，为时已晚"了。

　　"上医治未病"，这是每一位医生的梦想。然而梦想与现实之间有着太多的障碍，可以说，对于不痛不痒的颈椎病，我们需要面对的可能并不仅仅是疾病，而是医患沟通、医患信任等一系列社会问题。虽然不敢自比于扁鹊，但希望脊髓型颈椎病的患者不至成为蔡桓公，及时医治，避免严重的损伤，才是合理的选择。

（聂聪　马晓生）

刷着手机治"颈椎病"，
教你如何正确在家做颈椎牵引

前文中已提到，颈椎病尤其是脊髓型颈椎病，是危害健康的"隐形杀手"。如果已经被扣上了颈椎病的帽子，但又没有达到需要做手术的严重程度，有什么办法可以改善症状，延缓疾病的进展呢？这时候颈椎牵引就是较为有效的治疗手段之一。但每次都去医院进行牵引，时间和金钱成本都很高，那么牵引可以在家里自己做吗？

17 世纪中叶，德国人以"马笼头"为参照制作了世界上第一个颈椎牵引装置，来辅助治疗颈椎骨折、脱位等疾病，由于其具有简便性、有效性，被迅速推广至世界各地，并发展为沿用至今的"枕颌带牵引"。1966 年，美国学者提出了"家庭颈椎牵引"的概念，证实在家进行颈椎牵引更为方便、经济且可以节约大量医疗成本。时至今日，颈椎（枕颌带）牵引在我国已成为一项治疗和"保健"措施。也有不少人选择自行购买牵引设备在家进行颈椎牵引。但对于哪些人适合做牵引，如何以正确的角度、力量、时间来进行家庭颈椎牵引，很少有人能够娓娓道来，甚至对其认识上存在误区。那么，哪些人适合在家做颈椎牵引呢？

通常认为，以下三类人适合在家进行颈椎牵引：

（1）神经根型颈椎病者；

（2）颈椎关节突关节病变（软组织嵌顿、关节炎）者；

（3）颈部肌肉紧张诱发的颈项部不适、头痛者。

不建议以下五类人在家进行颈椎牵引：

（1）患有脊柱、脊髓肿瘤性疾病者；

（2）颈椎外伤、明确病情处于不稳定期者；

（3）颈部、上肢疼痛并有严重神经功能障碍者；

（4）患有脊髓型颈椎病者；

（5）未明确诊断的颈椎病患者或存在其他疾病患者。

如果不清楚自己的"颈椎病"到底属于哪一种，最好先去看医生，明确诊断后听从医生的建议，决定是否进行"家庭颈椎牵引"。

颈椎牵引有三个重要因素：力量、时间与角度。在三要素中，以"牵引角度"最为重要。相对于后仰位与中立位，颈椎维持屈曲位进行牵引是最为安全而高效的。但操作者往往难以定量调节这一屈曲角度。那么，如何维持一个合适的牵引角度呢？有一个简单的方法：端坐位，让你的眼睛直视你的膝盖，此时颈椎的屈曲角度便是合适进行颈椎牵引的屈曲角度；同时也方便在牵引的过程中，放松身心与双眼，避免注意力过度集中在牵引治疗上。

在牵引重量选择方面，牵引的起始重量应控制在4~5千克，即体重的10%，缓慢增加至10千克。在终止治疗的过程中，也需要逐渐慢慢减轻重量，而后才能结束，以避免重量突然减少造成肌肉拉伤。

在牵引时间方面，牵引时间应当随着重量的变动进行调整。初始重量，最好维持3~5分钟，而后逐渐增加重量，每一档重量，维持在3~5分钟，最大重量维持10分钟。最好把总时间控制在20分钟左右，而后逐渐减轻重量，直至结束。

家庭颈椎牵引前，最好使用热毛巾热敷颈部肌肉 10 分钟，以放松肌肉，避免拉伤。而在牵引后，最好辅以颈肩部肌肉锻炼，以缓解颈肩部肌肉紧张，提高牵引的疗效。

　　需要提醒的是，尽管家庭颈椎牵引对于部分疾病看似有治疗作用，但实际上，它只是缓解了疾病引起的症状，对于疾病自然病程的发展并没有延缓以及治疗作用。因此进行颈椎牵引治疗前，最好还是去医院让专业医生诊断一下是否需要其他治疗，以免延误病情。

（郑超君）

腰突症答疑

是什么，让你的椎间盘如此突出？

今天的主角是椎间盘，由内部的髓核和外面的纤维环构成。

髓核是一位刚刚毕业的应届毕业生，它非常努力，刚刚毕业，就在一线城市租了间一居室，里面采光都没有；但是小房子也有自己的优点，房子的软装很好；髓核外面精致坚韧的纤维环就

腰椎间盘突出症的家庭自测（视频）

成了它的家。和它一样一起毕业的还有几个兄弟，它们就每天在我们腰部承担着我们上半身的重量。

髓核很辛苦、很努力也很优秀，它的房东对他却很苛刻。

第一位髓核同学，它的房东是一位司机，每天开车 12 小时，全部工作环境就是一个狭窄的驾驶室，腰部自然没有办法得到活动和休息。每次开车的起步、转弯、刹车，或是路过不平路段的颠簸，髓核心就要揪起来，迎接一次推挤。腰不停地进行不同幅度的摆动，长此以往髓核就不堪其重了。下班时，髓核叹气："房东开了 12 小时车，我坐了 12 小时过山车。"

第二位髓核同学，它的房东是一位办公室白领，每天都坐在那里一动不动，这样髓核本身狭窄的一居室就更加受压变小，翻身

的空间都没有，只能也保持一动不动。终于下班了，房东回到了家里，想到了自己的眼睛、颈肩、四肢都需要休息，就走向柔软的沙发，随意地躺下，于是我们的髓核继续加班，支撑着房东上半身的重量。

第三位髓核同学，它的房东是一个重体力的劳动者，每天的工作就是不停地搬运重物。要知道，重量不大的物体，通过身体的杠杆作用，也使得髓核需要不停工作。

第四位髓核的房东是一个著名的篮球球星：绰号"魔兽"的霍华德。霍华德先生的五个髓核一起工作，承受着 120 千克体重的上半身。更令髓核焦虑的是，霍华德每次起跳、落地都让髓核受到巨大冲击。终于，霍华德在完成一次空中转体灌篮落地后，一阵刺痛从脚底传向他的腰部；后来霍华德接受了腰椎手术，告别了他的腰椎间盘，也告别了他的巅峰生涯。

椎间盘如此辛苦，我们却常常忽视它，长此以往，很容易发生腰突症。

腰突症的发病率很高，是骨科的常见病，我国有超过 4000 万患者，在广大人民群众心中知名度也非常高，不少职场白领常常自嘲"什么都不突出，就腰椎间盘突出"。那么到底什么是腰突症呢？腰痛就一定是得了腰突症吗？该怎样拯救我们突出的腰椎间盘？又该怎样预防腰突症？

什么是腰突症？

如果把人的脊柱看作一条管道，管道里行走着神经。当处在管壁连接点的椎间盘发生退行性改变或是受损时，就容易向管道内突入、压迫、损伤神经，产生麻木、疼痛，甚至下肢无力、肢体活动障碍等症状，引起腰突症。一般人常见的腰突症病因包括：

（1）姿势不正确，如久坐时长时间弯腰或驼背；

（2）长时间重体力劳动，腰部劳损过重；

（3）外伤，造成神经损伤加重，特别是青少年椎间盘突出症；

（4）遗传、妊娠和先天性腰骶异常等等因素也会导致腰突症。

很多人在日常生活里都会有腰痛的困扰，这些腰痛都是由腰突症引起的吗？答案是否定的，腰痛的原因很多，除了腰突症主要还包括：腰椎椎管狭窄（其间歇性跛行症状更具特征性）、腰肌劳损和严重骨质疏松症的老年人中常见的骨质疏松性骨折。另外，腰部肿瘤、腰椎滑脱、椎弓峡部裂等疾病也会有腰部疼痛的表现。

若腰痛的症状发生次数多，持续的时间比较长，需要去正规医院进行诊治，医生会根据您的病史和症状，进行相应的辅助检查或体格检查以作出准确的诊断。切忌自行判断为腰突症，否则不能及时治疗，病情很有可能加重。

该如何拯救突出的腰椎间盘？

诊断为腰突症后，并不是所有人都需要手术。80%~90% 的患者保守治疗后可获得满意效果。保守治疗方法主要有卧床休息、理疗、牵引以及中医推拿按摩，药物治疗主要包括神经营养药、镇痛消炎药和封闭疗法等。所有治疗均需在专业医生指导下进行。不要轻信没有专业知识的人（比如家人、朋友、同事）的建议接受所谓特效的非正规治疗！否则将耽误治疗时机甚至使病情加重。

但是，仍旧有 10%~20% 的患者，保守治疗效果不佳或症状严重仍然需要手术治疗。微创手术目前已成为许多患者的首选，如显微镜辅助髓核摘除术以及椎间盘孔镜下髓核摘除术等。微创手术具有创伤小、出血少、恢复速度快的优点。一些伴有严重椎管狭窄或腰椎不稳的患者，则需要进行根治性椎间盘切除及椎间融合手术。但无论是什么术式，都已经发展成熟，不必过度忧虑。

该怎么预防腰突症？

1. 避免久坐

很多职场人员，伏案工作时间长，又缺乏运动，腰椎过度负荷，很容易引起腰突症。日常生活中，每经过一段时间的久坐，都要适当活动放松、减轻腰椎的负荷。

2. 保持正确的姿势

前屈或是后伸过度均会加重腰椎的负荷，所以坐姿和站姿都要保持挺直，以减少对腰椎的伤害。

3. 注意搬提重物的动作

切忌站立时弯腰抬起重物！正确的方法是屈膝下蹲，然后双手持物，腰胸挺直，缓慢站起，腰部稳定不动，这会极大降低腰部损伤的可能性。

4. 热身运动

体育锻炼过程前，适当进行热身，避免强度大、时间长的活动，能够减少对腰部的损伤。

5. 平时主动进行腰部的锻炼

复旦大学医学科普研究所、复旦大学附属中山医院骨科董健教授国家科技进步奖获奖团队分别针对中青年上班族白领、老年朋友及腰突症患者术后康复创作了系列腰椎健身操，该套健身操简单易学，各肌肉群均能得到锻炼，在工作学习间隙或平时在家休息时经常锻炼，能够有效地缓解腰部疲劳，预防腰突症等腰椎疾病。大家可在复旦大学医学科普研究所微博及微信公众号上观看学习。

（林红）

"腰痛"和"腰腿痛"到底有啥区别?

在骨科门诊,遇到最多的就是腰背部疼痛的患者,大多数人在一生中都遭受过腰背痛的困扰,更有很多人认为腰痛就是"腰椎间盘突出",那么腰痛、腰腿痛、腰椎间盘突出,这三者有何区别与联系?

导致腰背痛的原因很多,腰痛与"腰椎间盘突出"并不能画等号。大多数腰背痛与腰背部肌肉慢性损伤或过度紧张有关,尤其是搬运重物或做扭转动作后突发的腰背部疼痛。腰背痛也可由椎间盘退变或损伤引起,所谓退变就是老化,正常椎间盘富含水分、弹性较大,在磁共振上显示与水的信号更接近,而椎间盘退变、水分丢失或不同原因造成的椎间盘损伤,都会导致椎间盘在磁共振上显示的信号改变,也就是所谓的"黑间盘"。如果腰痛持续不能缓解、坐位明显加重、腰椎磁共振显示明显的椎间盘信号改变(详见《长期慢性腰痛,年轻人不容忽视的问题》一文),但并不合并神经根受压的表现,那么首先考虑盘源性腰痛。其他少见因素如椎管内肿瘤、腰椎感染、累及腰椎椎体的血液系统肿瘤或转移性肿瘤等也会引起腰痛,临床上须结合年龄、症状、病史、影像学检查等多方面综合考量。

如果腰痛同时伴有腿脚疼痛、麻木等不适感觉，则需要考虑是否因腰椎间盘突出导致的神经受压。要理解腰腿痛与腰椎间盘突出的关系，还是要从腰椎的结构讲起。可以把椎间盘比作椎体之间的垫片，在弯腰、弹跳等动作中起到连接、稳定、增加活动及缓冲等作用。由于承受了很大的应力，腰椎的椎间盘容易发生"老化"，导致椎间盘的保护层——纤维环的破裂，椎间盘内部的髓核从破裂处突出。这一系列改变会导致腰痛的发生，而更被医生所关注的则是它可能导致的神经压迫症状。在腰椎，控制腿部肌肉的神经像马尾一样漂浮在椎管中，并从两侧的椎间孔中发出，进一步支配肌肉活动或负责皮肤感觉。当髓核突出压迫神经根时，就会产生下肢不适的症状。腰椎间盘突出所导致的除腰痛以外的症状，其本质是神经受损，其严重程度、表现形式不尽相同，轻者仅有轻度的臀部疼痛，重者则表现为犹如过电一般的严重疼痛，更为严重时还有可能表现为足下垂、大小便失禁、性功能障碍等一系列严重的神经损伤表现。

　　综上所述，腰痛、腰腿痛与腰椎间盘突出，三者不能一概而论，但又有着密切的联系。腰椎间盘突出既会导致腰痛，也会导致腰腿痛，部分"腰突症"的患者只有腿痛，而没有腰痛，部分患者兼而有之，只有少数腰椎间盘突出症的患者表现为单纯的腰痛。而反过来说，腰痛并不一定就是腰椎间盘突出症，除腰椎间盘突出以外，还有更多、更为复杂的因素会导致腰痛，不论是腰痛还是腰腿痛，都需要引起重视，及时就医。

（聂聪　马晓生）

得了腰突症，到底该躺平还是该运动？

当你因为腰痛或者腰腿痛去医院看病时，常常可能碰到两种截然不同的情况：①Ａ医生一边看着你的片子一边和你说："你有腰椎间盘突出，回去多锻炼腰背肌，这样能够避免加重！"②Ｂ医生一边看着你的片子一边和你说："你这个是腰椎间盘突出症，回去多躺，这样能够避免加重！"那么问题来了，Ａ和Ｂ为什么会给出截然不同的治疗方案呢？到底谁对，谁错？

实际上，在这个问题上，两者的出发点是不同的，Ａ医生所指的是影像学上的椎间盘突出，而非Ｂ医生所说的腰椎间盘突出"症"。那到底什么是腰椎间盘突出症呢？腰椎间盘突出症被定义为，在腰椎间盘突出的病理基础上，由突出的椎间盘组织刺激和（或）压迫神经根、马尾神经所导致的临床综合征。那么，问题又来了，对于影像学上的椎间盘突出，可以用运动进行治疗，为什么已经突出压迫到神经的椎间盘不能把它"练回去"呢？

在这里，我们首先要知道运动治疗，也就是腰背肌锻炼的核心目的是什么？由于腰椎间盘的突出与退变、不稳定密切相关，因此，在有轻度的由于退变与不稳定造成的腰椎间盘突出时，可以通过腰背肌锻炼来增加腰腹部核心肌群的力量，以此来增加腰椎的稳定性，从而达到延缓突出加重的目的。但是，腰背部肌肉锻炼的更为重要的目的是增加局部腰背肌群的血液流动与毛细血管生长，使得腰背肌脂肪化减轻，以此来达到减轻腰痛的作用。

但是无论何种腰背肌锻炼都有一个"致命"的问题，就是它会增加腹内压，而腹内压的增加是腰椎间盘突出的一个重要因素，因此对于已经明显突出并压迫神经的椎间盘突出而言，腰背肌锻炼会导致腹内压增加，进而增加椎间盘内压力，从而导致突出增加、症状加重，同样的，当我们处于坐位或者站立位的时候椎间盘受力也会造成椎间盘压力增加，加重腰椎间盘突出症的症状，因此，对于处于"急性期"的腰椎间盘突出症患者，我们还是建议卧床以降低腰椎间盘内的压力，避免突出加重。

那么问题又来了，有没有什么运动可以降低"椎间盘内压"呢？其实是有的，目前常用的腰椎间盘突出症急性期运动治疗方法，称之为"腰椎稳定性训练（draw-in）"，其主要方法是：呼气的时候让腹部肌肉尽可能靠近脊柱——锻炼腹横肌，增加腰椎稳定性，放松腰背部肌肉，这种方法不会明显增加腹内压，因此是适合腰椎间盘突出症急性期治疗的方法（如图 21）。

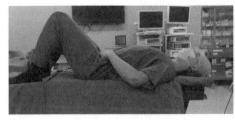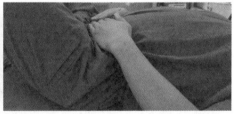

图 21　腰椎稳定性训练

而对于其他腰背肌运动治疗，通常建议在腰椎间盘突出症发作后第三周，病情相对稳定的情况下再进行，而上述运动，也是建议在两组腰背肌锻炼之间进行一组 draw-in 训练，以避免腹内压持续增加，加重椎间盘突出。

最为重要的是，无论是腰椎间盘突出症的急性期还是稳定期，都不建议将运动治疗作为首选或者唯一的治疗手段。同时，如果出现了明显的腰腿痛症状，还是建议到医院明确诊断，在专家的建议下进行包括运动治疗在内的针对性治疗。此外，也需要明白，有时躺平也可能是疾病的重要治疗手段。

（郑超君）

腿痛医腿还是腰？这是个问题

随着腰腿痛相关医学知识科普文章越来越多，有越来越多的人意识到腰椎和腿痛之间的联系，一旦发生腿痛，很多人会担心是不是腰椎出了问题，到医院要求检查腰椎。但实际上，常见的引起腿痛原因可不只是腰椎，一些髋关节的疾病，比如滑膜炎、关节炎、股骨头坏死等也会引起腿痛。疾病不同，治疗方案也大不相同。

腿痛医腿还是医腰
（视频）

那么如何判断腿痛是腰椎还是髋关节引起的呢？主要从症状和体征上来区分。髋关节疾病引起的大腿牵涉痛，通常位于大腿前方，止于膝关节，一般不会到小腿，主要发生在运动过程中，如站立或行走时，而休息时一般不会发生，同时可能还伴有髋关节周围的疼痛或关节活动受限（如图22）。

而腰椎疾病引起的大腿痛，通常是因为病变压迫到腰椎神经根引起的放射痛，可能会伴有腰背痛、臀部酸痛，大部分位于大腿外侧、后外侧，会有"一条筋"牵住的感觉放射到小腿，甚至足背、足底，即所谓的"坐骨神经痛"，有时还会伴有相应区域的麻木、感觉减退。比较少见的情况下，比如高位的腰椎间盘突出、占位、炎

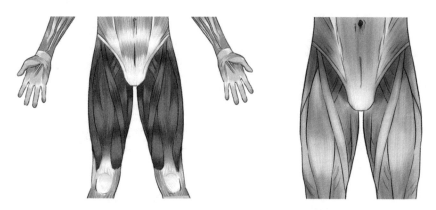

图 22　髋关节疾病引起的大腿牵涉痛，通常位于大腿前方，
止于膝关节，常伴有腹股沟区的疼痛

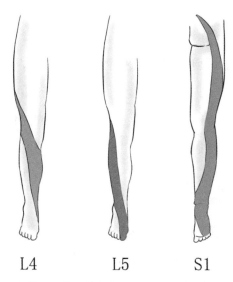

L4　　　　　L5　　　　　S1

图 23　腰椎不同节段神经根压迫引起的放射痛范围不同

症等压迫到支配大腿前方神经根，也会引起大腿前方痛，但通常没有髋关节周围的疼痛或关节活动受限（如图23）。

　　有些患者会同时存在腰部疼痛与髋部疼痛，即所谓的"髋腰综合征"，这是最难的鉴别诊断。需要仔细倾听患者的主观感受，但也经常会碰到患者自己也说不明白的情况，有时只能让患者回家后仔细体会重点区域的定位，下次门诊再来讨论。另外，还可通过仔细观察患者起立与坐下的方式、步态分析等来获得帮助信息。对于实在无法分辨的患者，有时只能同时从髋关节与腰椎两个方面进行 X 线片、MRI 等辅助检查以明确诊断。

髋腰综合征的处理方式也存在很大争议，原则上是先处理症状严重的部位，但碰上症状与影像学不匹配时就非常为难。比如，患者主诉腰痛严重，但片子显示髋关节病变严重而腰椎病变较轻，或者相反，这种情况要慎重手术，一般可以先保守治疗，观察效果与病情变化再作进一步决定，切不可冒进。手术最重要的任务是要解决患者的主观症状，当这一目的存在不确定性时，就需要慎重决策，不能为了手术而手术。

（梁运　李娟）

其他脊柱疾病热点问题

你听说过腰椎管狭窄吗？

陈老先生近日的腰部疼痛让他十分烦恼，走起路来双腿疼痛越来越严重，很大程度影响了生活，身边的朋友都说他得了"腰椎间盘突出症"。于是，老先生前往骨科就诊，在经过各项检查后，医生明确地告诉他这腰痛不是腰椎间盘突出症引起，而是得了"腰椎管狭窄症"。骨科医生根据陈老先生的情况为他进行了后路腰椎管减压的微创手术，没有植入螺钉等内固定装置，他在康复后摆脱了腰痛的烦恼，又回到了幸福快乐的生活中！

腰椎管狭窄症究竟是什么病呢？怎么会痛着痛着就不能走路了？

腰椎管狭窄症，是指由多种因素导致的腰椎管直径减小，硬膜囊、脊髓或者神经根等部位受到了压迫，因此造成相应神经功能障碍。

大家都知道，我们之所以有感觉、能运动是因为各种信号在大脑与身体各部位之间通过体内的神经进行快速地来回传递，就像家里的网线一样，但是神经的质地像豆腐，柔软且脆弱，因此在脊椎里需要上下行走的硬质椎管裹挟其中，从而达到保护与固定的目的。当各种病变因素造成防护需要的椎管变得狭窄，神经就被挤压，感觉、运动的神经信号在传导过程中受干扰，则将发生疼痛、麻木甚至无法行走等临床症状。

腰椎管狭窄症是中老年人腰腿痛的常见病因，该种疾病所引起的症状酷似腰椎间盘突出症，往往易误诊。腰椎管狭窄症的症状以间歇性跛行最为典型：通常在静止状态下不会出现任何症状，但是步行一定路程之后则表现为双腿麻木、疼痛、乏力，需蹲着或者坐着休息片刻，方可继续步行。当病情进展时，能独立步行的距离会愈来愈短，需要休息的时间延长，陈老先生在术前就是得了此病。

为啥会得腰椎管狭窄这种病？

引发腰椎管狭窄症的原因较为多样且复杂，包括发育性的椎管狭窄，也有衰老化、退行性、增生性改变而发生的椎管狭窄，还有腰椎手术引起的，或脊柱节段脱位，或受创伤骨折而发生的腰椎管狭窄。这之中以老年退变性腰椎管狭窄最为多见。近年来人口老龄化情况日渐加重，腰椎椎管狭窄病患数量也随之逐年增加。

让腰椎保持年轻，防范腰椎管狭窄症这么做

由于腰椎管狭窄症中，退行性是最多见的一种类别，那么，尝试让腰椎永葆青春，才是预防的最佳途径。

（1）保护腰椎，一个软硬适度的床垫在保护过程中扮演了重要角色，这是由于人的一生中很大一部分时间是在床上度过，过软或过硬，均有害于腰椎健康。

（2）做好日常的保暖工作，特别是到了冬天，需要防护好我们的腰背部来避免寒冷。

（3）正确地使用腰背部肌肉并科学地锻炼腰椎：避免长时间以错误姿势搬运重物，由于姿势问题引起的腰部肌肉慢性劳损，日积月累严重化后可波及腰椎；多进行腰部的保健运动，比如可以练习中山医院骨科团队设计、拍摄的腰椎健身操，让大家的腰椎与腰背肌保持青春活力！

得了腰椎管狭窄症怎么办？

若确实已有明显症状者，当然无需太过紧张，程度轻的患者可以考虑采取物理治疗、推拿按摩等方法，也可前往医院开具消炎消肿、营养神经的口服药物，甚至由骨科医生对椎管进行注射操作的封闭治疗，对于严重者可能要采用手术治疗，具体诊疗方案，建议到正规医院询问骨科医生。

了解了这么多关于腰椎管狭窄的健康小知识，相信大家对它一定有了更加全面的了解。大家如果在将来有相关的症状，一定要及时就医，遵医嘱，更应该在椎管狭窄之前尽早做好预防措施。

（庄晨阳　林红）

不拿腰腿疼当病？小心走入治疗误区

腰腿疼是骨科门诊最常见的患者症状。腰腿疼的发生率在所有门诊的疾病中仅次于咳嗽，排名第二，可谓是相当常见了。有统计表明，任何一个人在其一生之中，一定会经历一次腰痛发作。虽然发生率很高，但是在治疗腰腿疼时仍然存在不少误区。患者不重视，不能识别危险信号，就医延误导致不良预后的情况时有发生。

我的腰痛要紧吗
（视频）

腰腿疼的原因有哪些？

腰腿疼的含义是患者既有腰痛，同时存在下肢的坐骨神经放射状痛。单一的腰痛或者单一的腿痛不在本文中讨论。80% 腰腿疼的原因是三大腰椎退变性疾病，即腰椎间盘突出症、腰椎管狭窄症和腰椎滑脱症。这三个疾病也可以同时发生在一个患者身上。退变性腰椎疾病可导致神经压迫，压迫坐骨神经的腰椎神经根会导致腿疼，压迫窦椎神经会导致腰痛。除了退变性疾病外，腰椎感染和腰椎肿瘤也可以导致腰腿疼。其产生腰腿疼的原理和退变性疾病类似，也是神经受到炎症组织或者肿瘤组织的压迫。

不重视治疗可能导致的严重后果有哪些？

退变性疾病的腰腿疼特点是反复发作，逐步加重。每次腰腿疼发作经过保守治疗后，症状可以完全缓解。但随着身体的老化，腰椎退变一定在加重，神经压迫程度也会慢慢进展。神经受伤的表现过程是：疼痛—感觉异常（麻木）—无力—肌肉萎缩—大小便功能障碍。虽然这个过程是缓慢进展的，但是发展到无力和肌肉萎缩的程度，即使手术治疗也难以 100% 地复原了。因此，在治疗中不能延误，退变性疾病的腰腿痛如保守治疗效果不佳，应该要手术治疗。

腰椎感染引起的腰腿痛比较有特点，患者常伴有发热，同时腰痛会非常剧烈。患者一般会积极就医，很少出现耽误。腰椎肿瘤引起的腰腿疼就没有特异性的表现了，有时和退变性疾病混淆，患者容易忽视。因此，如果患者存在其他脏器恶性肿瘤病史，要提高警惕。突然出现腰腿疼，或者本次发作的腰腿痛比以往的更加严重剧烈，一定要及时就医。肿瘤治疗被延误可能导致病理性骨折，大小便功能障碍，甚至瘫痪。

识别红色警示，避免治疗误区

在年龄上小于 20 岁和大于 55 岁的患者，初次腰腿疼应该要做相应检查。患者主诉中包括：发热、夜间疼痛明显，休息时仍有疼痛，无法解释的体重变轻，大小便功能障碍时，要给予重视并进行检查。体格检查时，脊柱畸形，下肢肌力下降，腱反射异常，出现病理征，步态异常也是红色警示。存在恶性肿瘤病史、长期使用激素、长期血液透析、糖尿病，近期手术或脊柱注射史的患者出现腰腿疼要及早就医，不要忽视。

（姜允琦　董健）

腿麻就想到脑卒中（中风）？
你可能想太多了

许多患者对脑卒中（中风）比较恐惧，一旦发现一侧下肢的感觉活动障碍，就怀疑自己是不是脑卒中（中风）了，立马变得紧张起来。其实，临床上会引起腿麻的疾病可不只有脑卒中（中风）一类，更常见的反而是各类腰椎疾病、颈椎病、糖尿病周围神经病变、外周神经卡压等情况，其中最多见的就是腰椎退变性疾病。

腰椎退变性疾病与脑卒中（中风）引起的下肢感觉活动异常怎样区别？

腰椎疾病压迫下肢神经引起的感觉活动障碍主要表现为一侧或双侧下肢的疼痛、麻木及力量减退，根据压迫到的部位不一样，通常具有一定的分布规律（如图24）。这种不适感在卧床时通常会有一定程度的缓解，站立位或者劳累时加重。而脑卒中（中风）通常表现为一侧肢体的症状，包括上肢和下肢都出现无力和感觉异常，只出现下肢异常而不出现上肢异常的脑卒中（中风）者非常罕见，即使有，那也可能只是起病早期的短暂发展过程，随后便进展为一侧肢体的偏瘫。

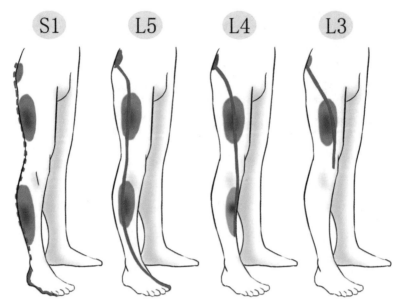

S1 L5 L4 L3

图24　不同神经根受到压迫产生的疼痛和麻木位置不一样

如何快速判断和排除脑卒中（中风）？

对于脑卒中（中风）患者来说，时间就是生命，也就是说越早发现和就医，治疗效果越好。所以，学会自我识别脑卒中（中风）的症状十分有必要。中国卒中学会总结了"120"口诀，方便广大人民群众自我筛查：

"1"即看一张脸，面部出现不对称，口角㖞斜，尤其是微笑时两边弧度不一致；

"2"即查看两只胳膊，平行举起时有单侧无力；

"0"即聆听患者语言，言语不清、表达困难，连基础的短句都无法准确表达。

如果出现以上任何一个症状，应及时拨打"120"急救电话，尽早就医。

腰椎退变性疾病患者为何会有下肢疼痛或麻木？

腰椎退变性疾病患者突出的髓核或增生的骨质压迫到了腰椎的神经根，神经根出现水肿、缺血以及炎症介质的刺激而出现下肢的疼痛。特点是从腰部向下肢的放射性疼痛，多是经臀部、大腿后方向小腿的外侧、后侧一直放射到足底或者足背，疼痛伴有感觉的减退，即麻木感。有一部分患者不会出现下肢的疼痛，仅仅出现下肢的麻木感，这多数是因为突出的椎间盘组织或增生的韧带和骨质压迫神经的本体感觉和触觉纤维引起的。

腰椎退变性疾病患者通常为一侧下肢出现症状，但也有少数患者可同时出现两侧下肢的症状，或者交替出现双侧的症状，这是因为突出的椎间盘组织或增生的韧带和骨质同时或先后压迫到了双侧的神经根。

（李娟　董健）

另类腰椎骨折——峡部裂

小王是一个非常爱运动的青年，他每天都会打篮球、跑步，还经常去健身房锻炼，做一些举重和弯腰的动作。然而，前一阵子他经常感到腰部疼痛，开始时并没在意，后来越来越严重，便去看了医生。医生给他做了 X 线片和 CT 检查，诊断为一种特殊的腰椎骨折：峡部裂。但是小王没有受伤，为什么骨折了，这到底是怎么回事呢？

另类腰椎骨折
——峡部裂（视频）

医生告诉他，腰椎峡部裂，也叫腰椎峡部不连，或者腰椎椎弓崩裂。是由于他长期高强度运动造成的，因此也被称为"疲劳骨折"。腰椎峡部是腰椎后弓和上下小关节之间的一条狭长的皮质，它将椎板和上下关节突连接在一起，相当于一座"桥梁"。可是这座桥梁只由薄薄的两层皮质骨构成，这就导致它有一定的强度，但是弹性和缓冲能力不足，如果在长期高强度的运动中反复受力，就很容易受到伤害。尤其在身体极度后仰，腰椎后伸的状态下，峡部受到冲击力最大。如果长期反复做这些动作，比如背越式跳高、举重和一些极度弯腰的跳舞动作，就可能导致骨折。峡部裂最容易发生在第五腰椎，因为这个部位受力最大。

还有另外一种峡部裂是先天性的。因为峡部在婴儿刚出生时是分开的，一般会在两岁左右连起来，如果最终没有长起来，就造成了峡部裂，这种类型在青少年峡部裂最为常见，当然这与损伤关系不大。

　　峡部裂的发病率并不高，只有 4%~6%，很多峡部裂的患者并没有症状，或者只在运动后出现腰痛，休息就能缓解，比较容易被忽视。

　　那小王应该怎么治疗呢？医生告诉他，疼痛发作时可以通过药物治疗、物理治疗和佩戴支具等手段来缓解症状。在急性期过后，进行合理的核心肌群训练，减少发病次数。如果症状不能缓解，或者一直反复发作，可以通过手术对骨折端进行修补固定，效果也不错。当然如果随着病情的进展，万一发展成腰椎滑脱，甚至引起腰神经卡压，那可能就需要更大的手术治疗了。

（周晓岗）

长着长着就歪了，练着练着就直了
——特发性脊柱侧弯运动治疗

青春期伴随的生长发育高峰期，让孩童们以喜人的速度茁壮成长，但一些家长在欣喜之余却发现儿女们长高的同时也出现了"高低肩""长短腿""剃刀背征"等体态上的异常，去医院检查才发现，竟然是脊柱长歪了！

这便是特发性脊柱侧弯！根据发病年龄可分为三类：婴幼儿型（出生至2岁11个月）、少儿型（3岁至9岁11个月）和青少年型（10岁至17岁11个月）。而其中青少年特发性脊柱侧弯最为常见，占比约80%，女性发病率高于男性。目前主流观点认为，特发性脊柱侧弯有较明显的家族聚集性倾向，与遗传因素有很大的关联，但具体机制目前尚未阐明。

除了影响外观，严重的特发性脊柱侧弯还会导致脊柱疼痛、呼吸功能障碍等临床表现，对患者的生活质量产生诸多负面影响。

看到这里，许多家长或许会担心，这个疾病是不是会不停地进展，如何能够判断疾病发展的关键时期，以及一旦发现、确诊，应该如何治疗呢？

首先，我们要了解青春期的发育特点。在青春发育初期，以四肢的生长显著，会出现长四肢、短躯干的不匹配现象，随后躯干骨开始快速纵向生长，而特发性脊柱侧弯的快速进展期往往与这个时段重合。所以，在此期间的干预和治疗便会起到事半功倍的效果！在大约三分之二的青春发育期过后，女孩会经历月经初潮，这表明生长高峰期已经过去，脊柱侧弯进展的风险逐渐降低，到月经初潮后两年，基本趋于稳定。在脊柱发育完成后，特发性脊柱侧弯进展的可能性会显著降低。

特发性脊柱侧弯治疗的方式往往取决于侧弯的角度。对于侧弯角不大，无须手术干预的患者，结合矫形支具的运动治疗便可以起到显著的效果，不仅可以在一定程度上阻止（甚至减少）青春期的曲度进展，预防或治疗呼吸功能障碍、脊柱疼痛等症状，还可以矫正改善体态。其中，最主流的是七种脊柱侧弯学派和他们的物理治疗脊柱侧弯的特殊练习方法（Physiotherapy Scoliosis Specific Exercises, PSSE）：法国的 Lyon 方法、德国的 Katharina Schroth Asklepios 方法、意大利的脊柱侧突科学锻炼方法（SEA）、西班牙的巴塞罗那脊柱侧弯物理治疗方法（BSPTS）、波兰的 Dobmed 方法、英国的侧移方法和波兰的脊柱侧弯功能个体化方法（FITS）。上述所有的流派方法都是经过循证医学检验过的康复工具，并无孰优孰劣之分，综合评估后定制出个体化的训练动作才是最合适的。

所以说，当家长发现孩子"长着长着就歪了"以后，亦不用过分担心，只要及时就医，明确诊断之后规律随访，加上长期、不懈的运动锻炼配合支具矫形，就可以使很多偏离生长轨迹的"小树苗"们再次回到正轨，茁壮成长！

（郑超君　马晓生）

青少年手部无力须警惕，罕见病亦有大危害

每年寒暑假，骨科病房里都会迎来一批特殊的患者，他们多数还在念中学或大学，本该放飞青春的年纪，却被手部肌肉无力、萎缩困扰不已。他们所患的是一种特殊的疾病——平山病。

什么是平山病？为什么会发生呢？

平山病（Hirayama disease，HD），又称青少年（14~25岁）上肢远端良性肌萎缩症，这种病特别"青睐"我们亚洲人，90%以上的患者来自中国、日本、印度、韩国等亚洲国家。青少年男性更容易发生平山病，男性、女性发病率之比为20：1至7：1，这可能与男性青春期通常较晚、身高增长速度更快有关。

尽管在国际上平山病被认为是一类罕见的疾病，但实际上，作为平山病"重灾区"的中国，发病率却绝对不算低。在我国上海、北京等地都已形成了治疗病例数超千例的大型治疗中心。

平山病的发病机制特殊，大多认为是因为在生长发育高峰期，青少年的脊髓、脊柱、神经根等结构生长速度不匹配，所以导致患者颈椎屈曲时，脊髓及神经根等重要结构受到压迫或缺血性损伤，从而引发相应的肌肉萎缩。因此，平山病的诊断需要应用特殊的屈颈位磁共振（MRI）以及规范、全面的肌电图检测。

更为重要的是，医疗人员的经验对于平山病的诊治相当重要，否则容易将患者误诊为腕管综合征、肘管综合征甚至胸廓出口综合征等疾病。

平山病的鉴别诊断较为困难，需要神经内科、手外科及骨科等多学科的通力合作，通过详细分析病史、影像学以及肌电图检查等进行明确诊断。目前华山医院脊柱外科正积极推进平山病诊断多学科诊疗团队（MDT）模式，以期为平山病患者提供更为精准的诊断和评估。

青少年手部肌肉萎缩绝不能忽视，要及时就诊。平山病起病之时多表现为单侧手部肌肉无力、萎缩。但可别小看了这个肌肉萎缩，严重的肌肉萎缩会导致握笔困难，无法使用筷子等问题，部分患者甚至就诊时已出现双手肌肉的萎缩，丧失了基本劳动力及日常生活能力。更为严重的问题在于，平山病虽然不会危及生命，但肌肉萎缩往往难以通过治疗而恢复，因此，越早就诊、越早治疗效果会更好。

然而，由于平山病的起病非常隐匿，进展又相对缓慢，因此，患者就诊时往往已经发病 1~2 年之久，严重影响了治疗的效果。所以，千万不能忽视孩子青春期手部肌肉无力、手部肌肉变"薄"等情况，以免延误最佳治疗时机。

说到治疗，早期认为平山病会在发病 3~4 年后自动停止，因此多采用长时间佩戴颈托的保守治疗。然而，近期研究发现，部分病程超过 5~10 年的患者仍然在持续进展，甚至少数患者由于颈部神经损伤严重，在 20~30 岁的年纪就已发展成了脊髓型颈椎病，进而影响到了下肢功能。

因此，目前医学界对越来越多的平山病患者开始采用手术治疗。据不完全统计，可以一定程度上避免低头时脊髓继续受压，但是手术之后还是要少低头，不做"低头族"！

除了手术以外，康复锻炼也是平山病治疗过程中不可忽视的一环。通过大量随访，我们发现，虽然患者手的外观很难恢复，但功能上还是有希望恢复的，目前针对平山病手功能恢复的主要锻炼措施有握力练习、指力练习、捏力练习及一些手部精细动作的针对性训练。

（聂聪）

假期宅家玩，教你如何拉伸锻炼

假期里的"手机重度依赖症"患者们，参加"朋友圈摄影大赛"、抢红包大战以及通宵游戏，看视频活动的小伙伴们，您的颈椎腰椎痛了吗？打算趁着假期，给家里来个大扫除的小伙伴们，你们的腰还好吗？

宅在家里缺乏运动，长时间躺床、"葛优躺"、久坐，长时间用电脑手机等，头颈部和腰背部的肌肉长期处在特定的位置，时间久了，难免会疲劳和劳损，局部代谢产物堆积，出现肌肉和筋膜的紧张性疼痛，此时改变姿势，起来运动一下，比如伸个懒腰，做点轻量的运动等，僵硬的肌肉和筋膜再次活动开了，疼痛会有一定的缓解。但不建议以扫地、拖地、洗衣服等需要反复弯腰的家务活动代替运动，有可能适得其反。强烈建议保持同一个姿势不要超过一小时。如果经过适当的活动还没有缓解，则要根据常见的疼痛部位，进行有针对性的拉伸放松和锻炼。

靠近颈椎两边的肌肉痛

有时候这种颈痛可能还会伴有"后脑勺"疼痛，或者放射到"太阳穴"，令人有头昏脑涨感。此时按摩头痛处并不能缓解头痛，反而放松颈部肌肉以后头痛消失了。

当长时间保持头部一个姿势不动时，这些肌肉群会处于紧张状态，按压疼痛区域时，不一定有明确的压痛点，轻轻叩击和按压时反而有舒适感，当然这种疼痛一般没有颈部活动受限，这也是和"落枕"最大的区别。

以下两个坐在椅子上就能完成的动作，一定程度上可以缓解疼痛，每个动作一组 2~3 次，每次维持 30 秒。

拉伸颈后肌群。坐在椅子上，背部挺直，双手在头后交叉，用下巴尽量触碰到胸部。

拉伸颈后和旋颈肌群。以拉伸左侧为例，坐在椅子上，背部挺直，左手抓住椅子边缘，右手放在脑后靠近头顶的位置，向下向右侧牵拉头部，下巴离右肩尽可能近。在另一侧重复此拉伸动作。

背痛

宅家期间久坐、坐姿不良也会引起各种背痛，很多人平时喜欢按摩，能暂时缓解这些背痛，但如果不改变生活和工作习惯，背痛仍会卷土重来。宅家的背痛最常见的部位是：背部中央隆起的"小骨头"（胸椎棘突）之间，以及脊椎两旁的肌肉。

可以发现，背部大部分肌肉和韧带，大体上是从上到下纵向走行的，并且双侧基本是对称的，这也符合人类直立行走的要求。

如果存在上述不良姿势，并且感到背部肌肉紧绷，那么，最简单快捷的缓解背痛姿势就是："咸鱼翻身"——向反方向活动，把胸椎过度后凸的形态改为挺胸或腰背部反曲的姿势，一旦姿势改变，背部紧张的肌肉和韧带能得到一定程度的放松，疼痛能得到部分缓解，如果再加上主动背部拉伸，将能更好地缓解疼痛。依旧是每个动作一组 2~3 次，每次维持 30 秒。当然，如果紧绷感比较明显，可能需要进行少量、多次的拉伸。

腰痛

"葛优躺一时爽，一直躺一直爽"？腰痛的各位，回想一下，最近有没有"葛优躺"过？长时间地"葛优躺"，真的能让你"葛优瘫"哦。它轻则引起急慢性的腰痛，重则诱发腰椎间盘突出，引起坐骨神经痛。此外，宅在家中长期久坐、在床上躺的时间太多也会引起腰痛。我们经常把这些腰痛归因为"腰肌劳损"，但引起腰痛的肌肉和筋膜不止在身体后方，还包括腰椎前方的腰大肌、腹肌等，他们是"核心肌群"的重要组成部分。当有上述诱因时出现的腰痛，可以尝试通过以下几个动作缓解一下。依旧是每个动作一组2~3次，每次维持30秒（如图25、26）。

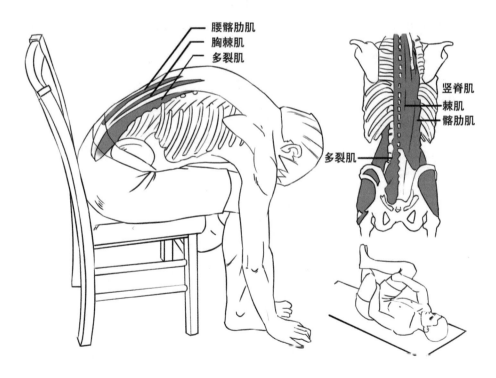

图 25　后方肌肉拉伸

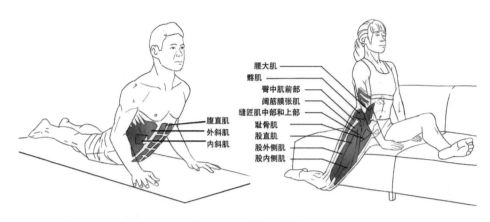

腰大肌
髂肌
臀中肌前部
阔筋膜张肌
缝匠肌中部和上部
耻骨肌
股直肌
股外侧肌
股内侧肌

腹直肌
外斜肌
内斜肌

图 26　前方肌肉拉伸

　　注意，以上所列举的情况仅限于平时没有明显疼痛，而在近期缺乏运动和保持同一姿势时间过久引起的颈痛、腰背痛，可以在家中利用现有的条件自我缓解。如有条件配合热敷，效果可能更好。如出现拉伤，疼痛放射至手臂、大腿、小腿等部位，剧烈疼痛（如影响活动、撕裂样疼痛、压榨性疼痛等），四肢发麻、无力或合并其他部位的不适等情况，仍须求助医生。

（李娟　董健）

谈谈脊柱微创手术

解密脊柱微创手术

近年来，外科微创技术的发展已经深入人心，医生告知患者建议手术治疗后，患者常常会问：能不能做微创？在脊柱外科领域，微创手术技术目前确实得到了迅速发展，并受到患者的广泛欢迎。脊柱微创手术种类繁多，适应证也各不相同，针对合适的患者选择恰当的微创手术可以在达到传统开放手术疗效的同时显著减少组织损伤、缩短手术时间、减轻患者疼痛，是脊柱外科发展的重要方向。

我们可以按照观察、接近病灶的方式将脊柱外科的微创手术分成三个类别，分别是经皮穿刺手术、通道下手术和内窥镜手术。

经皮穿刺手术是用一个针从皮肤表面插入脊柱进行手术，理论上这个手术除了穿刺针眼外没有其他伤口，几乎是对组织创伤最小的一类手术。不过进行这类手术时，医生不能直接观察到脊柱病变，要借助 CT、X 线片等进行观察。在治疗方面，经皮穿刺手术主要包括椎体成形术、经皮椎弓根螺钉手术及经皮介入阻滞、消融等。

椎体成形术常用于椎体压缩性骨折，适合这类手术的患者主要是患有骨质疏松的老年人，他们很可能因为轻微外伤或用力不当导致背部疼痛，到医院进行 X 线检查后发现圆柱体的椎体被压扁了。我们可以通过椎体成形术，用一根细针穿进被压扁的椎体里，将压扁部分撑开，并往骨折的骨头里面打一些骨水泥，不到一小时就可以完成手术，做完手术就可以下地活动，观察一两天就可以出院了。

经皮椎弓根螺钉就是在皮肤上找准位置，直接把螺丝钉打到椎体里。相比传统手术做长切口，大片分离后背肌肉，这类手术只需要在螺钉的位置做一个两厘米的小切口，从肌肉的间隙里面，就把这个螺钉打进去了，避免了对腰背肌的损伤，伤口疼痛较传统开放手术明显减轻，腰背部肌肉恢复时间也会大大缩短。

经皮穿刺除了做治疗，还可以做检查。比如有些患者脊柱发现了病变，或者没有骨质疏松的患者在轻微创伤下发生了椎体压缩性骨折等情况，医生可以通过经皮穿刺技术在影像引导下精准取出病变组织，供病理化验，让医生在不破坏病灶的情况下更早知道病变性质，以供后续准确制定治疗计划。

通道下手术通常是指建立一个手术通道避免传统手术大范围破坏肌肉、脊柱骨骼。这类手术采用了不同以往的手术路径，皮肤上只需要做一个小切口，下层的肌肉之间可以找到自然存在的间隙，以此建立手术通道，最终达到传统手术追求的神经减压、椎体融合的目的。这个手术同样恢复也很快，患者术后第二天就可下床，第三至四天就可出院。

内窥镜技术中最热门的即是使用椎间孔镜完成手术。椎间孔镜与其他外科使用的胸腔镜、腹腔镜类似，医生只需在皮肤上切开一个小口，把一面能传输图像的镜子根据一定通路伸到脊柱的椎管内，通过视频传输放大图像后，医生就可以清晰看到病变的椎间盘及受压迫的神经根，并准确解除压迫。通常可以在患者局麻的情况下进行这种操作，操作中患者可以清晰感知并及时反馈自己原本被压迫而疼痛麻木的神经在术中突然恢复正常的过程。

目前的脊柱微创技术在脊柱骨折、脊柱肿瘤、椎间盘突出、椎管狭窄、腰椎滑脱、脊柱结核等方面都有应用并趋于成熟，但单个技术的适应证依然较为狭窄。因此，如果不幸患上了脊柱疾病，必须手术治疗，那选择微创治疗的一个重要特征是病情简单。通常早期发生的病变是较为简单，容易治疗的；还有一些急性起病的患者，例如突发的腰椎间盘突出导致一侧下肢疼痛无力，虽然症状严重，但是病变情况较为单纯，也可接受微创治疗，而且也能起到较好疗效。但是另一些患者病情不重但反复发作，例如一些长期腰腿痛的患者，在长时间保守治疗后增生的骨赘严重压迫神经，达到了微创治疗难以处理的程度，这时选择微创手术就不是明智之举。

　　以上便是脊柱微创手术的主要类型，找经验丰富的医生选择最适合的手术类型才是解除脊柱疾患的关键。

（周健　董健）

"镜"到病除——椎间孔镜治疗腰突症

吴阿姨得腰突症好久了，最近一个月甚至晚上腿痛得睡不好觉。去了好多医院，医生都建议她做微创手术。吴阿姨自己也觉得微创手术好，上网搜索关于腰突症的微创治疗，但是不同的医生和资料对于腰椎微创手术的说法又略有不同：有的医生说要从腰后面做个小切口，有的医生说要从腰后面开个小洞洞，有的医生说需要从腰侧后方开个小洞洞，有的医生还说要做两个小洞洞，有的要全身麻醉，有的要局部麻醉。这么多方法把吴阿姨搞糊涂了，自己也不知道到底选哪种微创手术好。

最终吴阿姨来到了中山医院周医生的诊室。周医生仔细听了吴阿姨对于自己症状的描述，认真查体，结合吴阿姨的片子，给吴阿姨制定了经皮椎间孔镜髓核摘除术（PTED）的手术方案（如图27、28）。并向吴阿姨解释道："我们是在局麻下进行这个'椎间孔镜'手术，在直视下取出突出椎间盘，解除神经压迫，您在手术的过程中就可以清楚地感觉到腿痛好转，第二天就能出院回家！"吴阿姨一听这方案又快又好，马上就决定入院做手术。果然在手术台上腿痛就好了！术后在病房舒心地睡了个觉，第二天吴阿姨就出院了。

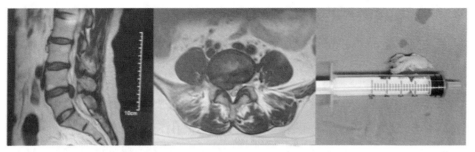

图 27　吴阿姨术前的核磁共振（左一、左二），通过椎间孔镜取出的突出髓核（右一）

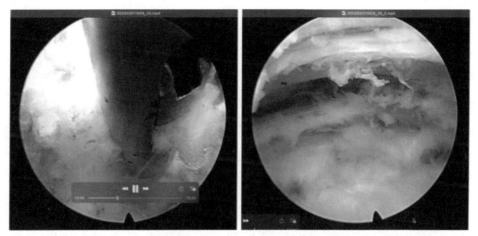

图 28　左图为术中取出巨大髓核组织，右图可见神经根已彻底减压，欢快地跳动着

　　这个椎间孔镜怎么这么神奇？不同手术的"洞洞"有什么区别？下面我们就来给大家说道说道。

　　要了解椎间孔镜，就要先知道什么是椎间孔。椎间孔，从字面意思上看，就是两个椎体之间的孔洞，简单地说就是这个位于椎间盘后方，由上一块椎骨的下缘和下一块椎骨的上缘所围成的孔洞，正是这个孔洞提供了神经和血管出入脊柱的通道，让脊髓发出的神经能够通达身体各个部位。

　　椎间孔镜则是一个硬质的管子，虽然这根管子外径仅 7 毫米左右，功能却不简单：它不但装有导光的光纤，录影的成像设备，还可以给医生提供一个伸入多种显微器械操作的管道。

椎间孔镜技术是通过椎间孔安全三角，将工作通道（直径7毫米）放入椎间盘内或者椎管内，在内镜直视下摘除突出或者脱出的髓核组织，切除增生的黄韧带、骨质等，解除其对神经根和（或）硬膜囊的压迫，达到缓解神经压迫症状的目的。椎间孔镜技术可以做到精确地靶向治疗，仅仅切除致病的突出髓核、增生组织，而不破坏正常组织，可以最大程度地保持纤维环的完整性和保持脊柱的稳定性，在同类手术中对患者创伤最小、效果最好。由于创伤小，局麻下即可完成，患者在术中可以清晰感受到病痛的缓解；在手术操作的过程中，患者对疼痛清楚的感觉也可以及时反馈给医生，避免神经的医源性损伤；术后也无须复杂的护理，使第二天下地出院成为可能。

椎间孔镜好处这么多，但并不是谁都可以做得好。这项技术需要丰富的脊柱开放手术经验及熟练的脊柱穿刺技术为基础。许多医生因为缺乏这些基础，转而采用了其他的内镜手术技术，如后路经皮大通道内镜（DELTA，通道直径15毫米）减压术（全麻下腰后面开一个"大洞"），经皮内镜椎板间开窗减压术（ENDOLOVE）（全麻下腰后面开一个"小洞"），单侧双通道内镜（UBE）下腰椎管减压术（全麻下腰后面开两个"小洞"），椎间盘镜技术（MED，通道直径18毫米）（全麻下腰后面开一个"大洞"）等等。当然这每一种技术都有其最佳的适应证，对于绝大部分椎间盘突出症来说，完全可以采用创伤最小的椎间孔镜技术，来代替其他的脊柱内镜手术。

腰突症患者一定要去找专业的脊柱外科医生团队，经过医生们结合患者的症状、体征及影像学资料的全面评估，选择最适合的微创手术方案进行手术，这样才能不被各类微创技术迷花了眼，获得最佳的治疗效果，并且创伤小，恢复快。

（周健）

你知道脊柱介入注射治疗吗？

随着我国人口老龄化的加重和年轻上班族工作强度的增加，脊柱退变（老化）导致腰腿痛的患者与日俱增，症状严重时会影响患者的日常生活。治疗过程中，如果口服药物及物理治疗效果不佳，医生会建议患者进行脊柱介入治疗。但是患者往往将其等同于传统的"封闭"，因各种顾虑而拒绝介入治疗。那究竟什么是脊柱介入治疗？有什么特点呢？

何谓脊柱介入治疗？

脊柱介入治疗是指影像设备辅助下，将微量药物（麻醉药、神经营养药及长效激素）注射到目标神经周围外，治疗神经炎症、解除疼痛症状的技术（如图 29）。具有微创、可重复、定位准确、安全有效的特点。常用技术包

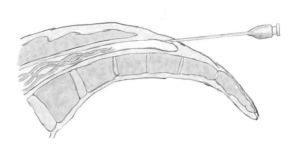

图 29　骶管阻滞治疗示意图。患者可取俯卧或侧卧位，暴露骶部（俗称尾巴骨），医生消毒后手法定位将穿刺针刺入骶管裂孔，注射药物（麻醉药与少量激素混合物）至硬膜外，达到治疗神经炎症和缓解疼痛的目的

括：颈、胸、腰椎硬膜外阻滞，骶管阻滞，选择性神经根阻滞，关节突关节面阻滞。

什么情况下需要接受脊柱介入治疗？

在美国，脊柱介入治疗是脊柱退变性（老化）疾病引起的颈肩腰腿疼痛保守治疗中的重要步骤；所有手术患者术前均需要进过神经介入治疗，否则医疗保险不予以覆盖。

脊柱介入治疗根据目的可分为治疗性和诊断性。治疗性的神经阻滞可消除疼痛症状（如腰突症，可缓解疼痛等不适，但无法消除突出的椎间盘），治疗有效可避免手术治疗。诊断性的神经阻滞、关节突阻滞可帮助发现疼痛的来源，帮助医生确定手术等进一步治疗的脊柱节段（如图30）。

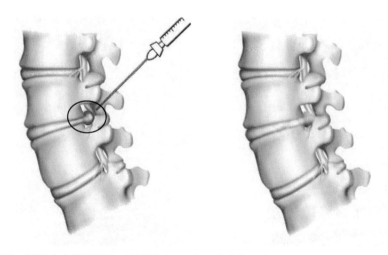

图30　图示突出的椎间盘压迫神经根导致炎症（左图中圆圈部位显示为炎症部位）。选择性神经根阻滞（selective nerve root block），注射皮质激素与麻醉剂混合药物后，突出物仍存在，但神经炎症减轻，疼痛缓解

脊柱介入治疗的适应证有哪些？

这里我们介绍几种最常用的脊柱介入治疗方式的适应证。

骶管注射的适应证：

腰椎间盘突出症、轻中度腰椎管狭窄、隐形脊柱裂、腰椎骶化或骶椎腰化、梨状肌综合征、坐骨神经痛、马尾丛神经痛和腰骶神经根炎。

诊断性选择性神经根阻滞的适应证：

（1）不典型腰腿痛；

（2）影像学表现和临床表现不符；

（3）肌电图和 MRI 结果不确定；

（4）神经分布异常；

（5）腰椎术后不典型腰腿痛；

（6）移行椎患者。

治疗性选择性神经根阻滞的适应证：

神经根痛是该类患者的主要适应证，且其近期影像学结果排除椎间盘突出或肿瘤所致的根性疼痛。这类患者包括：

（1）影像学检查不明确或仅有轻微异常者；

（2）影像学检查有多节段椎间盘病变，但还不需要手术治疗者；

（3）手术后重新出现难以解释的复杂疼痛者；

（4）疼痛难以忍受，要求短时缓解疼痛者。

听说"打封闭"含激素，是否会造成骨质疏松、骨坏死？

受一些传统认知的影响，我们常常谈激素色变，其实激素的副作用主要发生在长期、全身、大剂量使用后，如 SARS 时大剂量使用激素治疗的患者出现股骨头坏死；类风湿关节炎患者长期使用激素引起骨质疏松。由于激素具有十分良好的抗炎作用，可以消除神经炎症，常与麻醉药物联合注射以增强消炎镇痛的疗效。短期、局部、小剂量使用激素几乎没有副作用。在规范、合理的使用下，患者不必过度担心。需要注意的是激素具有免疫抑制和升高血糖的作用，因此糖尿病患者、结核感染或免疫低下的患者，需要向医生说明病情，由医生决定是否可以进行介入治疗（如图31）。

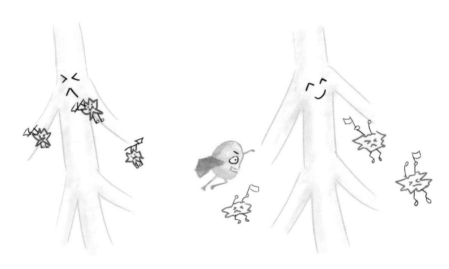

图31　精准注射到患处的激素（绿色小超人）发挥强大的抗炎作用，炎症因子与炎症细胞纷纷败退，神经（黄色）因炎症而产生的疼痛症状得到缓解

既然是微创，为什么要住院？

虽然属于微创手术，仍然存在一定风险：麻醉药物进入到硬膜下腔，引起全脊髓麻醉，严重时可能会抑制呼吸心跳，麻醉药物进入血管内，会引起心律失常。因此患者在接受神经介入治疗后需要在能及时获得医护人员关照的地方观察，如发现问题，可以及时处理。此外，一般建议患者在手术室内接受该类治疗，可以减少感染的风险。

随着新型便携式超声、高分辨率CT、MRI等影像设备和3D打印技术的飞速发展，神经介入技术必将大放异彩，在脊柱源性疼痛治疗方面发挥更好的作用，为广大患者带来福音。

（张其琛　李熙雷）

处方笺

常见关节健康

热点问题

医师：＿＿＿＿＿＿＿＿＿＿

临床名医的心血之作……

解密骨关节炎

什么是"骨关节炎"？
了解这几点，拒绝"人老腿先衰"

俗话说"人老腿先衰"，到了一定岁数之后，大多数人会出现多处的关节疼痛，尤其是下肢的膝关节、髋关节较为常见。在除去外伤、劳损、感染、肿瘤等原因后，最常见导致中老年人关节疼痛的罪魁祸首就是"骨关节炎"。

骨关节炎（osteoarthritis, OA）是一种常见的关节退行性疾病，多发生于中年和老年人群。根据流行病学调查，目前全球已有超过3亿OA患者，而我国40岁以上人群原发性OA的总体患病率已高达46.3%，65岁以上人群更是超过50%。就是说有半数以上的中老年人或多或少受到OA病痛的折磨。

OA可分为原发性OA和继发性OA，原发性OA多见于中老年人群，一般无明确的全身或局部诱因，与性别、年龄、体重、遗传因素有一定关联；继发性OA可见于年轻人，常继发于外伤、长期劳损、炎症、代谢性疾病等。OA多发于负重大、活动多的关节，如膝、髋、手、踝等关节。

这里提供一份骨关节炎高危因素的筛查，读者可自行比对：

膝关节OA：老年、女性、超重、环境寒冷阴湿、家族中有OA

患者、膝关节周围肌肉萎缩、膝关节内外翻畸形、髌骨半脱位；需长期跪、蹲、屈膝或负重的职业等。

髋关节 OA：老年、女性、家族中有 OA 患者、髋臼发育不良、股骨颈突轮样畸形、长期从事负重劳动等。

手部 OA：中老年、处于绝经期女性、家族中有 OA 患者、长期从事特殊手部劳动等。

关节疼痛和关节活动受限是 OA 最常见的症状，疼痛程度开始为轻中度间断性疼痛，休息后可缓解，劳累、运动、受凉后会加重，随着疾病的进展疼痛逐渐加剧。到后期，关节活动度会逐渐下降，并出现关节交锁、卡顿感和僵硬感。若您近期一直出现某关节部位反复疼痛发作，建议及时前往医院就诊，进行相应的检查和治疗。

当你到医院就诊后，除了常规的"视、触、动、量"以外，医生一般会要求你拍摄一张 X 线片。X 线是骨科疾病最基本的检查手段之一，也是 OA 影像学诊断的"金标准"。通常对于 OA 的影像学检查，往往无需 CT、核磁共振（MRI），一张简单的 X 线片即可明确（如图 32）。当然，MRI 可显示关节软骨、半月板、交叉韧带、滑膜等关节软组织的情况，可以早期诊断和准确评价软组织的变性与损伤，是对 X 线片的进一步补充。

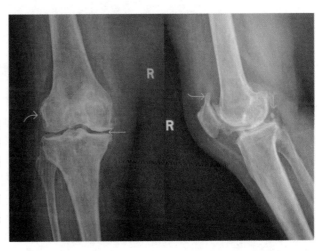

图 32　这是膝关节 OA 典型的 X 线片，箭头所示右膝内侧间隙较外侧间隙明显狭窄，软骨下骨硬化；股骨、胫骨平台、髌骨上极边缘有增生的骨赘；侧位片显示关节后方有一枚关节内游离体

OA 的治疗讲究个体化的阶梯治疗（如图 33）。早期的基础治疗包括：改善生活习惯、避免长时间跑跳蹲、减少爬楼梯爬山、控制体重、关节保暖、适当肌肉关节锻炼、使用拐杖支具等。若基础治疗缓解不明显，可上升至第二阶梯药物治疗，包括：局部外用药物、口服镇痛药物、关节腔注射药物、缓解 OA 症状的慢作用药物、抗焦虑药物、中成药等。若仍旧治疗效果不佳，则推荐第三阶梯的外科修复性手术治疗，包括：关节清理术、软骨修复术、截骨术、关节融合术等。对于终末期的老年 OA 患者，基础治疗、药物治疗效果不佳，则考虑行人工关节置换术。目前以全髋关节、全膝关节、膝关节单髁置换术应用最为广泛，技术成熟，治疗效果肯定；而肩关节、肘关节、踝关节置换术等在临床上也具有一定的适用性。

你在就医后，医生会根据你的年龄、病因、病变部位、疾病程度作出个体化的治疗推荐，以缓解疼痛，改善关节功能，提高生活质量。

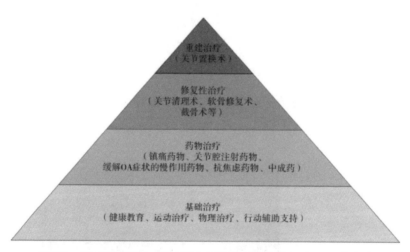

图 33　OA 阶梯治疗，图片引自骨关节炎诊疗指南（2021 年版）

同时，我们还推荐 OA 的"三级预防策略"：

一级预防—无病防病：从青少年起，就要注意合理膳食营养，不吸烟、不饮酒，科学、适当地进行体育锻炼；养成良好的生活作息习惯，调整好正确的姿势和体位，避免意外损伤。

二级预防—有病早治：一旦出现了关节疼痛、功能障碍的情况，请及时就医，医生会制定个体化的精准治疗，缓解症状、改善功能，防止疾病的进展。

三级预防—康复医疗：对于 OA 患者，进行科学适当地康复锻炼，实施个体化的阶梯治疗方案。

股骨头坏死与髋关节 OA 的关系：

很多人在出现了髋部、臀部、腹股沟部位的持续性疼痛后，就认为自己患上了"股骨头坏死"，然而事实真的是这样吗？

股骨头坏死是因为各种原因导致股骨头血供的破坏，继而引起骨组织坏死，导致股骨头结构改变及塌陷的疾病，常见的病因有糖皮质激素使用、大量酒精摄入、股骨颈骨折外伤史等。股骨头坏死可发生于各个年龄段，中青年人中较多见，老年人中发生率相对较少。影像学检查股骨头坏死早期股骨头骨质密度改变，进而发生股骨头塌陷变形；而髋关节骨关节炎表现为髋关节间隙的狭窄，股骨头、髋臼骨赘的增生。

虽说股骨头坏死也会造成髋关节疼痛、活动受限等症状，但与髋关节骨关节炎完全是不同的两种疾病，疾病的特性不同，治疗方法也不尽相同。

结语

骨关节炎是一种常见的关节退行性疾病，对于半数以上的中老年人，多少会受到骨关节炎病痛的折磨。以积极的心态、正确的认知并面对疾病，通过积极预防，及早发现，采取正确的治疗方法，将骨关节炎造成的影响降至最低，拒绝"人老腿先衰"，拥有一份健康无痛的美好生活！

（华秉譞　阎作勤）

膝关节内骨刺、骨质增生真的是膝痛的"罪魁祸首"吗？

膝关节长骨刺怎么办？

骨刺是怎么形成的？

什么是骨质增生？

骨刺／骨质增生的最佳治疗方法是什么？

骨刺能去除吗
（视频）

以上这些几乎都是困扰绝大部分中老年患者的难题，也是全国的关节外科和运动医学门诊被问得最多的问题。

其实：骨刺＝骨赘≈骨质增生。

骨刺的形成是膝关节衰老到一定阶段的必然结果，也是膝关节炎的特征性表现（如图34）。换句话说，关节衰老—骨性关节炎—骨刺是每个人的膝盖都会经历的过程。（要强调一点，膝关节的骨刺绝

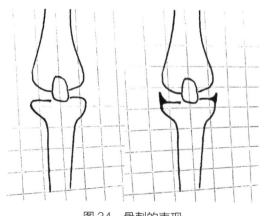

图34 骨刺的表现

大部分都长在关节边缘，绝不是长在膝盖中间天天戳得膝盖疼）

先从科学角度解释下骨刺的形成原因：

（1）随着年龄的增长，关节表面的软骨渐渐承受不住体重带来的压力，磨损增多，于是通过增生骨质的办法来加大关节接触面积。这其实是人体的一种自我适应和自我保护机制，正如喝水呛到会咳出来的自我保护一样，使关节软骨承担的压力变小，进而减缓软骨的磨损和衰退。同时，关节接触面积增大，也更稳定。

（2）关节韧带的劳损和松弛，造成关节在活动的过程中变得不稳定，这种不稳定会让血液里的钙质在关节周围沉积、加强加固关节的稳定性。久而久之，就形成了 X 线片上可以看到的骨赘（如图 35）。

我们已经知道，骨刺就是我们关节应对老化的正常反应，去掉了它，你的关节仍然在老化，不仅骨刺还会再长，而且会长得更多更旺。因此，我们需要针对这些病变来进行治疗才能做到有的放矢。

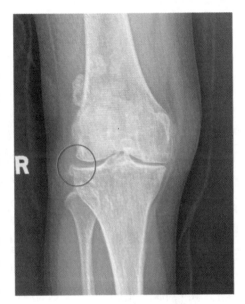

图 35　骨赘的 X 线片表现

（洪伟祥　王晓峰）

登山望远须谨慎，"登山膝"的危害不容小觑

骨科医生对于登山时保护膝关节的观念是：要保护好膝关节，就是不用膝关节！这话听起来像是哗众取宠的言论。不用膝关节，难道靠飞吗？其实不是完全不用膝关节，而是要充分利用下肢肌肉。

不使用膝关节：就是在运动时，不让重力在膝关节处瞬间消除，不完全依靠膝关节的骨骼来硬性制动，而是要借助大腿和小腿的肌肉来分散重力和制动。有意识地运用肌肉支撑体重、缓冲重力，并用意念强烈关注肌肉运动，可以有效减少膝关节对冲的压力。

具体方法是：行进中，特别是下山落脚时，腿部不要完全伸直，而是稍作屈曲，使膝关节起到弹簧的作用。走路的时候下肢各关节要维持良好的弹性，足部是外侧和前掌着地，脚后跟只起保持平衡的作用，这需要较好的腿部肌肉力量。

一般因为登山太多而膝关节受到损伤的人，大多是腿部肌肉不够发达，力量不够强的人。

户外爱好者的膝关节"通病"

过度地使用膝关节、肌肉力量不均衡或者急性运动都有可能造成膝关节损伤。而半月板损伤、膝关节侧面痛（髂胫束摩擦综合

征）、膝前疼痛（髌股关节疼痛综合征）则是常见膝关节病症。

·半月板损伤

膝关节在活动中突然发生屈曲和扭转最容易导致半月板损伤。长期的运动有可能会造成半月板的反复磨损或者微小创伤，在过早退变的基础上没有明显的外力也会损伤。

半月板损伤症状：

（1）急性期（损伤三天内）会出现膝关节肿胀；

（2）膝关节会出现没有准确位置的疼痛，疼痛位置很深；

（3）走路或者运动时可能会出现膝关节"卡住了"的交锁症状。

半月板损伤的治疗方案因人而异，当发现半月板有问题，应立即就医，避免错过治疗的黄金时间。

·膝关节外侧痛（髂胫束摩擦综合征）

髂胫束是一根从臀部延伸并越过膝关节的韧带，髂胫束摩擦综合征的特点是疼痛定位明确。跑步时，髂胫束会与股骨外侧髁产生摩擦。跑步过量或不当会导致髂胫束过度摩擦或者紧张，从而发生炎症，此时髂胫束的滑动受到阻碍，便会感觉疼痛。

髂胫束摩擦综合征症状：

（1）疼痛定位准确，位于膝关节外侧。尤其膝关节屈曲 20~30 度或由屈曲到伸直时疼痛最明显；

（2）膝关节外侧出现肿胀，压痛；

（3）走下坡路、长时间屈膝坐、单腿站立等都会诱发或加重疼痛，休息后缓解。

处理方法：

以保守治疗为主，包括止痛、减少运动量，康复锻炼（臀中肌，拉伸髂胫束）、物理治疗（用泡沫滚轴按摩髂胫束，按摩的位置是柔弱的大腿外侧），使用护具/鞋垫等。

·膝前疼痛（髌股关节疼痛综合征）

膝关节周围的肌肉组织处在一个相对平衡的状态，肌肉力量不均衡就容易导致膝关节髌股关节压力不平衡，导致膝关节稳定性不足，在进行运动时，髌骨的运动轨迹被改变，最终出现膝关节疼痛。疼痛常出现在髌骨周围，其中最常见的是出现在髌骨下方。

髌股关节疼痛综合征表现：

髌骨周围疼痛使活动受限，活动时有摩擦感，上下楼梯、下蹲等屈膝动作时症状加剧。

处理方法：

运动前多做热身运动以及侧重对股四头肌（直腿抬高）以及髋关节外展肌（髋外展）的锻炼。

我们该如何最大程度地避免"登山膝"呢？

·"四脚行走"解放膝关节

下坡时，不使用登山杖比使用登山杖时膝关节受力多出 22%，大腿肌肉消耗的能量多出 21%。由于登山杖分担了下肢部分压力，登山后下肢便不会感到明显的疲劳感。使用登山杖不仅能减少膝关节磨损，还能增加上肢的运动量，让身体 90% 的肌肉都参与运动，锻炼强度不减反增。

·佩戴护膝

登山中护膝的作用主要有两点，一是制动，二是保温。在正常生活中，髌骨能在正常的小范围活动。由于登山运动剧烈，给膝关节施加了过多不同方向的压力，很容易使髌骨偏离，从而引发膝关节部位的疾病。佩戴护膝后能将髌骨固定在相对稳定的位置，以保证其不轻易受伤。登山时，腿部肌肉一直在运动会产生热量，而膝关节由于没有肌肉，并无热量产生，所以当人们感觉腿部发热很舒服的时候，膝关节往往是在受凉。因此佩戴护膝的保温作用就体现出来了。

　　总之，登山是一件对膝关节损伤有很大潜在风险的运动，尤其是负重登山。一定要注意腿部肌肉力量锻炼，运动前充分热身，运动后充分放松。

（马天聪）

经常跑步会得"关节炎"吗？

跑步作为极简运动之一，在如今社会愈发受到人们的喜欢。

国内正处于"跑步热""马拉松热"的热潮中。据统计，中国大陆 2022 年共举办 134 场马拉松赛事，比前一年增加 83 场，吸引了 150 万人参加。今年上升趋势仍会持续，预计此类赛事将超过 200 场。大家热衷于跑步，无疑是因为跑步可以带来很多好处。它可以让你拥有健美的身形，提高心肺功能，改善精神状态，增强免疫力等，总的来讲跑步对我们的健康有很多好处。但是跑步在带来好处的同时也增加了受伤的风险。

常见由跑步导致的损伤我们称之为"跑步相关损伤"。医学上的定义是：因为跑步受伤导致停止跑步 7 天或三个训练周期或需要专业医生帮助的情况。

跑步相关损伤相当普遍，占整体跑步人群 18%~92%。其中膝关节是跑步相关损伤中发病比例最高的部位，损伤比例 7.2%~50.0%。所以喜欢跑步的人应该爱护你的膝关节，不要跑步"膝"。跑步膝是指由跑步导致膝关节损伤的别称，主要包括髂胫束摩擦综合征，髌股关节疼痛综合征，半月板损伤等（详见登山膝章节）。

很多爱跑人士可能知道骨关节炎，一种关节软骨退行性疾病，严重地影响中老年人的生活，因此担心跑步会不会引起膝关节的骨性关节炎，这里我们从科学的角度为大家解答疑惑。

跑步会引起骨关节炎吗?

答案：跑步不会引起骨关节炎。学者们已经从以下几个方面证明了。

（1）体外实验。通过实验发现单纯剪切力的作用的软骨未发生软骨退变而只在同时有剪切力和轴向压力的软骨中发现软骨退变。

（2）动物实验。通过比较跑步对比格犬关节软骨的影响，并未发现关节软骨退化改变。

（3）影像学研究。通过比较长跑前后膝关节 MRI，并未发现软骨基质有显著变化。

（4）队列研究。1983~2016 年的 10 篇高质量的文献中，7 篇文献支持跑步和骨关节炎无显著关联。2014 年一个队列研究发现跑步并未增加骨关节炎风险，反而可能是骨关节炎的保护性因素。2015年一篇系统综述的结论就认为长跑是骨关节炎的危险因素，不过只是限制于高水平运动员中。所以对于跑步引起骨关节炎这个问题，大家可以放心，尽情去跑。

讲了这么多，希望大家对跑步及跑步相关损伤有所了解。

（赵广雷）

为啥我的关节老是"咔咔"响?

不知道你是否有过这样的经历:看见有人用力一抱拳,手指便"咔咔"作响?就好似儿时那些功夫片里的主角,打架之前转转脖子、捏捏拳头便可浑身作响,好像一场刺激的武打戏即将开场。

什么,你的关节也会响?

许多人在日常生活中,也会有此经历:转一转脖子,扭一扭腰常会发出一串"咔咔"声。有的人会怀疑:我是不是骨折了?是不是关节移位了?是不是长了什么不该长的小东西?

其实,这些小声音叫"关节弹响"。

医生,啥叫"关节弹响"呢?

振动是产生声音的原因,"关节弹响"也是因此而产生的。

关节的活动就好比是机械运动,有旋转、滑动、摩擦等。一般情况下,稳定而适度地活动关节并不会引起弹响,主要是因为关节软骨有缓冲吸震作用,同时,关节腔内关节液有润滑作用,当声音较小时不易被听到。

为什么有些关节弹响会被听到呢?

主要的原因有以下几类:

1. 关节腔内气体所致的弹响

这类弹响来自关节腔内。

关节腔是个密闭腔,腔内压远低丁大气压,这使得关节面相互紧贴,这是使关节稳定的诸多因素之一。与此同时,腔内滑液的存在是使关节灵活的重要因素。

当关节静止时,稳定性较好,关节紧密贴合,腔内容积较小;关节活动时,受到周围肌肉牵拉,关节腔容积有增大趋势,而腔内压有减小的趋势,这使得局部可能产生一个比较明显的低压区。此外,关节液内也会溶解有一定量的气体,在压强瞬间下降时,气体部分释放并向低压区聚集汇拢,在关节腔内产生较大的震动,引发弹响。这就好比可乐打开瞬间,体积增大、压强变小、气体溢出的过程,最终有了"呲"的出气声。因为少量气体溶解消失需要一定时间,因此弹响只会间隔一定时间发生。

由此可见,这类弹响多为生理性弹响。

2. 关节滑膜或关节内软骨所致的弹响

正常的关节软骨光滑平整,滑膜紧张无多余皱襞,但当这些结构出现异常时便可能导致弹响出现。

以膝关节为例,当出现盘状半月板、半月板撕裂或者髌骨软化症时,关节运动面不再平整贴合或者顺应时,就会出现异常振动继而使弹响出现。临床上半月板损伤就是膝关节弹响的主要原因之一。

此外,当运动过度或运动损伤时,炎症反复刺激滑膜变性增生,导致滑膜皱襞综合征产生,滑膜皱襞突向关节腔内甚至在膝关节运动时滑过髌股关节,也可引发弹响。

这类弹响,多有损伤的基础存在,可认为是病理性弹响,往往同时合并有其他症状。

3. 关节周围软组织异常活动所致的弹响

众所周知，人体的每块肌肉和每个骨骼都有其正常的活动范围，如果离开了正常活动范围，便可能引起额外的摩擦或者振动，继而引发弹响，弹响髋就是这类原因所致。

弹响髋产生的主要原因是髂胫束的后缘或臀大肌肌腱部的前缘增厚，在髋关节作屈曲、内收、内旋活动时，增厚的组织在股骨大粗隆部前后滑动引发振动而发出弹响，同时可见到或摸到一条粗而紧的纤维带在大粗隆上滑过。

这类弹响，多发生于髂胫束紧张或者臀大肌肥厚的患者。

那什么样的关节弹响需要就诊呢？

既然了解了病因机制，想必就明白了关节弹响并不都是异常的。关节弹响可分为生理性弹响和病理性弹响两大类：

如果是生理性的弹响，那你不必过多担心。

如果是病理性的弹响，关节软骨、关节囊内病变以及骨骼发生异常引起的，往往这类原因导致的弹响只是临床表现的一部分。

当出现关节退化、病变，如髌骨软化症、关节软骨损伤、半月板撕裂、关节脱位等情况时，关节发出声音的同时通常伴有其他症状及病理变化，如伴有疼痛、肿胀、关节活动受限甚至运动异常，此时就需要尽快到医院就诊，并确定是否是关节移位或关节受损，以免耽误治疗。

其中关节活动受限、关节脱位的出现是明显的关节异常的表现，例如髌骨脱位、肩关节脱位等，这类情况的出现，必须引起一定的重视。

有人说，掰手指会得关节炎？

从机制上追寻，正常的弹响主要是气体溢出或软组织活动异常所致，并不直接引起骨骼、关节损害。《美国家庭医学杂志》2011年报道了关于"掰手指与关节炎的关系"的文章，调查样本量为215人，年龄跨度从50岁至89岁，通过关节X线片随访和临床相关检查发现两者并没有直接关系，掰手指并不是诱发关节炎的危险因素。

所以，正常情况下的掰手指并不会直接导致关节炎。但是也要提醒大家：掰手指发声响这种趣事还是少做为妙，万一不慎损伤关节软组织，那可真的要治疗了。

（黄鑫）

膝关节"有力"才能预防关节炎

随着年龄增长，很多中老年朋友会有膝关节不适感，例如有人觉得从座位上站起来的时候没有以前那么有力，有人坐久了站起来觉得关节有点僵，有人走路的时候觉得膝盖有点痛，而且上下楼梯的时候更明显。出现以上情况，就很有可能患上了膝骨关节炎（如图36）。

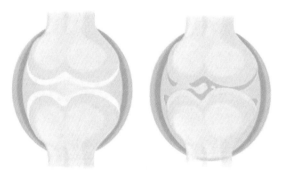

正常膝关节　　　　　骨关节炎膝关节

图 36　膝关节对比

骨关节炎是发生在关节部位的慢性退行性疾病，人体的所有关节罹患骨关节炎后都会有疼痛、畸形和功能障碍等表现。目前全球已有超过 3 亿人患骨关节炎，大大影响了人们的生活质量。WHO 曾将癌症、心血管疾病和骨关节炎并称为影响人类健康的三大杀手。骨关节炎的治疗一般遵循阶梯治疗，也就是根据早、中、晚期不同阶段，采用不同方法治疗。对于膝关节来说，为了尽可能延缓膝关节炎进展到晚期需要关节置换的阶段，早期预防和锻炼是非常重要的。

肌肉训练是膝骨关节炎早期预防措施的关键点

要想早期预防膝关节炎，其中重要的一项就是膝关节的肌肉训练。因为有力的肌肉是维持膝关节稳定的重要因素。美国有一项对1617名骨关节炎患者的研究发现，膝骨关节炎患者大腿肌肉力量是明显减弱的。韩国对4924名50岁以上人群研究发现，下肢肌肉力量减少会增加患膝关节炎的风险。由此可见，通过适当的运动增强肌肉力量，对于预防骨关节炎非常重要。

那么，为了预防骨关节炎，锻炼下肢肌肉，我们可以做哪些运动呢，又有什么注意事项呢？

首先，我们不推荐爬山、深蹲、剧烈地跑跳等负重较大的运动。当人们爬山或深蹲时，膝关节的负重大大增加，当肌肉力量不够强大时，膝关节不稳定，过大的负重会加剧膝关节软骨的磨损。因此我们不建议这类负重较大的运动，同时我们也建议已经有骨关节炎的患者进行适当的体重控制，推荐一些负重较小的有氧运动。

游泳和骑车是非常推荐的运动，尤其是游泳，相对于地面运动而言，在水中漂浮的状态下，游泳时膝关节的负重几乎为零，并且游泳时的动作配合，全身的肌肉包括大腿都得到了充分而柔和的锻炼，既得到了肌肉锻炼，又不伤膝盖，还锻炼了心肺，是预防骨关节炎的首选（如图37）。

那么膝关节周围到底哪块肌肉训练最重要呢？我们先看张图，图38红圈处的肌肉叫股四头肌，是双腿最大的一块肌肉，也是膝关节周围力量最强的一块肌肉，有效锻炼股四头肌，对于膝关节炎的预防大有裨益。下面简单介绍几套居家就可以完成的股四头肌锻炼

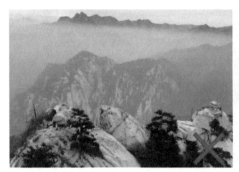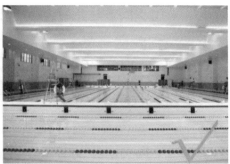

图 37　爬山与游泳运动

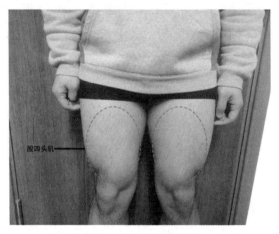

股四头肌

图 38　股四头肌的部位

动作。

（1）股四头肌等长收缩训练：仰卧在床，下肢伸直放平，用尽最大力度绷紧大腿肌肉 5 秒，再放松。如此循环 10 次为 1 组，每天练习 10~30 组。

（2）坐位伸膝锻炼：坐在椅子上，背伸足背（勾脚），膝盖与脚趾垂直，缓慢伸直膝盖，大腿不离椅子，维持 5 秒，缓慢放下，超过 4 秒。如此循环 10 次为 1 组，每天练习 10~30 组（如图 39）。

（3）单腿直立练习：膝关节微屈，缓慢抬起一条腿，另一条腿保持站立，稳定不要晃动，每次坚持 15~30 秒，双腿各做 1 次算 1 组，每天练习 10~30 组（如图 40）。

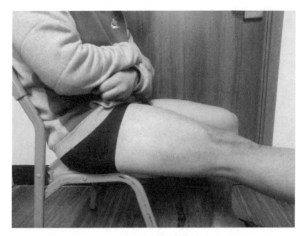

图 39　股四头肌的锻炼：坐位伸膝

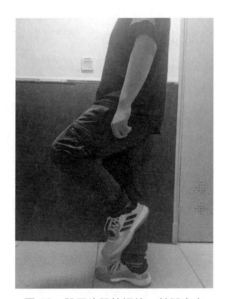

图 40　股四头肌的锻炼：单腿直立

　　经过以上的训练，坚持 3~6 周，会发现大腿肌肉更有力，膝关节也会更加稳定。当然，如果已经有明显的骨关节炎症状，还是要及时就医，在医生指导下进行循序渐进的锻炼。

　　进行适当的下肢肌肉训练，膝关节有力，才能预防骨关节炎。

（张弛）

踏准节奏，有的放矢治疗骨关节炎

都说人体像一台精密的机器，随着年龄的增长或者高负荷运转，仪器部件可能就会出现磨损和老化的情况。关节作为承载人体活动最多的组织结构，往往退化最早且最不容易修复。打一个比方说：一部好的汽车，跑了相当长的里程后，其他部件都很好，但是轮胎肯定会磨损。骨关节炎主要表现为疼痛、肿胀、肌肉萎缩、行走困难等，这些表现会由偶发性、经常性、持续性、交锁性、畸形等"阶梯性"地逐步加重的，导致中老年人无法乐享生活，晚年生活质量大打折扣，所以我们的治疗措施就是针对这个疾病的特点，踏准骨关节炎的进展节奏，做到有的放矢地进行"阶梯治疗"。

基础治疗阶段

如果你偶尔感觉到膝关节疼痛或不适，甚至关节的活动受影响，但是平时生活并不受影响，拍片检查也没有明显的异常，没有特别的关节红肿。那么有五点建议送给你：

（1）注意休息，尤其是疼痛严重的时候；但不要因为害怕而完全放弃运动，不痛的时候要适量活动关节，锻炼关节周围肌肉。

（2）控制体重，减轻膝关节的负担，减少劳损。

（3）不管是降温季节还是开冷气避暑，都要注意膝关节保暖。

（4）进行"危险活动"时佩戴好护具，如登山、跳舞、长时间屈曲膝关节等。

（5）避免关节有创治疗，接受正规理疗。

药物治疗阶段

如果关节疼痛频繁发作，影响到了日常生活与工作，通过休息可以得到一定程度的缓解，影像学上出现软骨、半月板的问题，膝关节出现肿胀。建议在医生的指导下进行药物治疗：

（1）镇痛抗炎药物：非甾体抗炎类药物、阿片类止痛药；

（2）口服氨基葡萄糖、硫酸软骨素，对部分人群有效；

（3）关节腔内注射药物是一把"双刃剑"，要把握好注射的指征和严格操作，避免注射治疗无效和关节腔感染等情况；

（4）干细胞治疗：干细胞是一种多能细胞，其可以在一定条件下诱导分化成软骨细胞或者成骨细胞，然后再经过增殖，生成大量高质量的软骨细胞。将高质量的干细胞注入关节腔中，生成的软骨细胞在体内对那些出现损伤的软骨进行修复，让关节重新回到正常的状态中。

修复性治疗阶段

如果关节经常出现肿胀积水，疼痛严重无法缓解，生活质量变差，影像报告上出现骨质增生、软骨破坏、半月板退变等描述，可能保守治疗已经不够，需要进行修复性外科手术治疗。

（1）如果下肢力线正常，可以接受关节镜治疗，对增生的骨赘进行去除，修补受损半月板或韧带，清理异常滑膜组织。

（2）如果合并有力线异常，需要评估指征，进行膝关节部分置换或截骨矫形手术。这些手术治疗技术都相对成熟，在尽可能保留膝关节生理结构的基础上，具有创伤小，治疗效果确切的优点。

重建治疗阶段

如果发展到终末期关节炎，关节畸形、肿胀、全天疼痛，影像学上关节间隙狭窄或消失，力线明显异常，内外翻畸形，骨赘增生严重。需要接受全膝关节表面置换术治疗，这是彻底消除关节疼痛，改善关节功能，提高患者的生活质量的不二之选。有些患者进行膝关节的表面置换后，可以出门旅游、慢跑跳舞，甚至自己开车。

如果你的膝关节出现不适，还是建议去医院门诊接受专业评估，根据疾病所处阶段，踏准节奏，做到有的放矢，不要因过度拖延而延误治疗，既增加了后续手术的难度与风险，也耽误了自己恢复健康，从容迈开双腿，享受生活的时间。

（郭常安）

止疼药，没那么可怕
——合理应用止疼药控制关节疼痛

疼痛是骨关节炎（osteoarthritis，OA）的主要症状，据统计，有超过 75% 的 OA 患者被疼痛困扰。然而在很多人的传统思想中认为止痛药有副作用、有依赖性，因此对于止痛药很抗拒，宁可忍受痛苦也不愿使用止痛药。

事实上，疼痛不仅仅会引起身体不适，还会影响情绪、睡眠、应激反应等，严重者会导致活动受限、生活无法自理。因此，有效地镇痛在 OA 的治疗中起着关键作用。然而各类止痛药效果强弱不等、作用原理不一，看得人眼花缭乱。那么究竟该如何选择呢？

OA 常用止痛药主要有两类，一类是非甾体抗炎药，另一类是中枢性镇痛药。这两类药分别有什么特点呢？在药店里可以购买哪些呢？

非甾体抗炎药（NSAIDs）

非甾体抗炎药是 OA 患者缓解疼痛、改善关节功能最常用的药物。这类药物没有成瘾性和依赖性，但可能会引起消化道和心脑血管的疾病风险增加。

（1）NSAIDs 的局部应用：常见的有氟比洛芬凝胶贴膏、双氯芬酸二乙胺乳膏剂。最新的国内外指南均建议优先使用局部外用的NSAIDs。因局部外用药物的全身吸收少，引起全身不良反应少，但要注意外用部位局部皮肤有无过敏、起疹、红肿等不良反应。

（2）NSAIDs 的全身应用：剂型包括口服，针剂或者肛门栓剂。供口服的 NSAIDs 有两种类型，一种是非选择性的，常见的有布洛芬、双氯芬酸等；另一种是选择性 COX-2 抑制剂，常见的有塞来昔布、艾瑞昔布等。二者的差别在于，后者引起胃肠道不良反应的风险相对较低。既往有胃溃疡、胃炎的患者或胃肠道不良反应风险较高的患者建议使用选择性 COX-2 抑制剂或者在使用 NSAIDs 同时使用胃黏膜保护药。同时注意不要叠加使用 NSAIDs，叠加使用不会增加疗效，反而增加不良反应的发生率。

中枢性镇痛药

中枢性镇痛药包括非阿片类和阿片类镇痛药。非阿片类中枢镇痛药最常见的是曲马多，阿片类镇痛药常见的有丁丙诺啡、吗啡、可待因、芬太尼等。既有口服制剂、针剂，也有外用贴片制剂。中枢性镇痛药，尤其是阿片类镇痛药的不良反应和成瘾性发生率相对较高，应该在医生指导下谨慎使用。

当然除上述介绍的两种主要止痛药以外还有抗抑郁药物、糖皮质激素、软骨保护剂以及中药等，在药物的选择上可以参考表1。

另外在药物的选择上可以采取"阶梯治疗"的原则，从高效、低成本的一线用药开始，效果不佳再往上增加或调整用药。以上都是 OA 患者止痛药使用的原则，具体还是要咨询医生，在医生的建议和指导下正确使用止痛药，避免滥用。

表 1　止痛药选择

药物	推荐
外用 NSAIDs	外用 NSAIDs 可作为膝关节 OA 疼痛的首选治疗药物，尤适于合并胃肠道疾病、心血管疾病或身体虚弱者
口服 NSAIDs	OA 疼痛症状持续存在或中重度疼痛者可口服 NSAIDs
阿片类药物	不推荐阿片类药物（含曲马多）作为缓解 OA 者疼痛的一线药物
抗抑郁药物	长期、慢性、顽固性全身广泛性疼痛或伴有抑郁的 OA 疼痛者可使用度洛西汀
糖皮质激素	重度疼痛或经治疗后疼痛无缓解甚至持续加重的 OA 者，可关节腔内注射糖皮质激素
软骨保护剂	①轻中度疼痛或经治疗无缓解甚至持续加重的 OA 者，可关节腔内注射透明质酸 ②需长期给药的 OA 慢性疼痛者可口服双醋瑞因镇痛

（童珉基　阎作勤）

那么多氨基葡萄糖，你选对了吗？

在骨性关节炎的治疗药物中，氨基葡萄糖在民间的知名度很高，或者说，"氨糖"的名声非常大，保健品泛滥，其实，这里面的门道还真不少，今天，我们就来说说其中的究竟。

氨基葡萄糖是一种天然的氨基单糖，可以从蟹和其他带壳海洋生物中提取，是关节软骨合成蛋白多糖的必需物质。蛋白多糖也称黏多糖、糖胺聚糖或糖胺多糖，是蛋白质与多糖分子结合成的大分子复合物，是软骨基质的重要成分，其形态结构非常复杂多变，民众熟知的透明质酸、硫酸软骨素等都是其成员。

骨性关节炎多发生于中老年患者，软骨磨损与自我修复的过程增加了对糖胺聚糖的需求，增龄又使其吸收与利用能力下降。因此，主动补充能否促进软骨修复进而治疗骨性关节炎就成为人们关心的问题，由此衍生出氨基葡萄糖、透明质酸、硫酸软骨素三大品种，并曾被寄予厚望，称为"软骨保护剂""慢作用治疗药"等。最终这些概念都烟消云散，至今，氨基葡萄糖鱼龙混杂，透明质酸虽广泛使用但争议不断，硫酸软骨素则已基本被否定，只有保健品厂家还在用其中的"软骨"两个字割韭菜。

保健品和药品存在本质的区别。现代药品产业已经具备了一整套完备的国际和国家的标准和法律体系，一个药品的上市销售是需要经过各种异常严格的生理、药理、毒理的研究，先进行各种动物研究，再进行 I 期、II 期和 III 期的临床研究，以确保其安全性和有效性。所有这些，还都需要经过严格的申报、审批和监管，费时费力，耗资巨大。药品的生产工艺也有极其苛刻的要求，生产线上不能有任何一丁点的变动，否则就需要重新进行申报、验证和审批。所有这些，保健品基本都不需要，保健品的法规接近于食品安全法的规范，国家对保健品的要求是"安全"，而不是"有效"，全世界基本都一样。

对普通人而言，可以通过商品包装盒上的国家批准号来区分药品和保健品，药品是"国药准字"，保健品则是"卫食健字"和"国食健字"。另外，药品厂家的生产线一般不会用来生产保健品的，那样太浪费了，反之，保健品厂家是不可能生产药品的，因为生产线根本不可能达标，所以，从厂家的名称上也能看出一点端倪。再者，保健品的包装盒上一般都会被要求写上"保健品不能代替药品"的字样。

保健品市场能够长盛不衰的秘诀，一是长期被洗脑，二是精神需求，三是安慰剂效应。

"氨糖"这个词，并不存在于学术界的药品分类中，只是一个民间的用词，是全世界各个保健品商家们长期广泛使用后的结果，用于对药品的鱼目混珠，这也带来了目前市场上这些"氨糖"的大大小小的坑。

即使在药品级的氨基葡萄糖产品中，不同厂家的产品也大相径庭。基本上，有硫酸氨基葡萄糖与盐酸氨基葡萄糖两个品种。从药品结构的稳定性来讲，二阶的硫酸基可以结合两个氨基葡萄糖分子，其分子量更大，再以氯化钠分子盐化后，结构被进一步稳定，在血液中不易降解，可以更好地被软骨组织利用。盐酸基只有一阶，只能结合一个氨基葡萄糖分子，分子量较低，氯离子又非常活跃，因此其结构在血液中更易于被分解。

由于生产工艺的差别，不同药厂生产的硫酸氨基葡萄糖差异很大，一个厂家的产品效果，不应该被其他厂家随意借用，就像新能源汽车，不同厂家不同品牌不同型号不同配置的车子，都会有差别。药品的纯度是其品质高低的一个重要标志，纯度越高，治疗效果越好，不良反应也越小，许多药品的不良反应其实并不来自其本身，而来自其中的杂质。药品的有效期是其品质的另一个侧面指标，因为有效期取决于纯度和胶囊/包衣两个方面，当药品中的有效成分与其中的杂质或者外来的物质发生化学反应达到一定程度时，就变质了，有效期必须标注在此之前。纯度越高的药品，其中所含的杂质越少，保质期自然就长；胶囊/包衣主要是用来隔绝外界的氧气的，因为氧化是很强大的使药品变质的力量，技术力量越强大的厂家，就越能够把相应的胶囊/包衣做得更好。所以，长个心眼，关注一下药品的有效期吧。

最后，告诉你一个小秘密，目前中国市场上的硫酸氨基葡萄糖产品，有效期最长的可以达到 5 年，快动动你的金手指，去找找看是谁家的花儿这样红吧。

（邵云潮）

浅谈股骨头坏死

骨头也会"梗"？带你了解股骨头坏死

骨坏死到底是什么样的疾病？恐怕三言两语无法说清。我们常常类比，心脏缺血了叫心梗，脑子缺血了叫脑梗。和心梗、脑梗类似的，骨坏死多数由骨头缺血所致，因此过去也被称为骨梗死。随着医学的发展，我们逐渐认识到：除了缺血，还有许多其他的因素会导致骨坏死，"骨梗死"的说法也就逐渐被"骨坏死"代替。骨坏死最常见的发生部位是股骨头，就是通常讲的"股骨头坏死"，约占全部骨坏死的四分之三以上，也是导致髋关节疼痛、行走困难和肢体残疾的主要原因之一。

高危人群要警惕，治疗不如早预防

值得庆幸的是，股骨头坏死虽然后果严重，但并非随机发生，而是具有独特的流行病学特征，以下三类人群是股骨头坏死的高危人群，需要引起足够的重视：

（1）使用糖皮质激素类药物：特别是接受大剂量冲击治疗或长期口服糖皮质激素类药物的患者，通常在使用这类药物前您的主管医生也会告知您用药的必要性和相关药物风险。这是一个关乎利弊的权衡，即便新兴药物层出不穷，糖皮质激素仍是许多免疫相关疾病最为有效的药物之一。

（2）酗酒：诸多证据表明，长期饮酒者骨坏死风险是不饮酒者的数倍到数十倍不等。酒精还是诸多慢性疾病的罪魁祸首，因此为了您的健康，戒酒是最好的选择。

（3）股骨颈骨折外伤史：股骨颈骨折可能影响股骨头的血液供应，最终导致股骨头发生坏死。受伤后，无论采取静养休息还是手术复位固定的患者，均建议你在伤后最早第 3~6 个月即开始接受髋部磁共振检查（MRI）以筛查潜在的早期股骨头坏死。

除此之外，患有镰刀型细胞贫血、白血病的患者，以及潜水员等特殊人群，也存在较高的股骨头坏死风险，应当密切关注髋关节症状，并进行规律随访。

髋部疼痛不要慌，规范检查解忧愁

虽然髋关节疼痛是股骨头坏死的典型症状，但绝大多数的"髋关节疼痛"和股骨头坏死并没有什么关系。下列问题有助于你识别需要引起重视的"髋关节疼痛"（如图 41）：

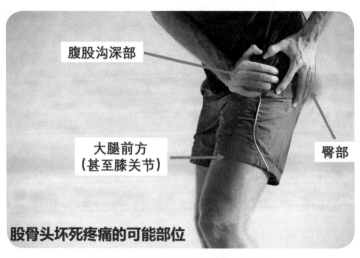

图 41　股骨头坏死疼痛的可能部位

（1）疼痛的特点：髋部疼痛主要表现在腹股沟深部、臀部、大腿前方甚至膝关节。因为"髋关节痛"偶然因人体感知疼痛的"误判"而表现于膝关节前方，所以长期而不明原因的膝关节疼痛，需要考虑髋关节疾病（包括股骨头坏死）的可能，这一表现常被忽略。

（2）如果出现因髋部疼痛而一侧肢体无法承受自身重量，无法盘腿坐或是完成蹲下站起的动作时，应该前往医院进行咨询检查。这些症状即便不是股骨头坏死，也应该引起足够重视。

（3）在休息时仍然疼痛，特别是夜晚影响睡眠，吃止痛药没有缓解。偶然的剧烈活动引起的暂时性"髋关节痛"，多数在休息、减轻负重或使用镇痛贴膏后缓解。如果这些措施不能缓解疼痛，甚至出现休息时的剧烈疼痛，则应及时前往医院进一步检查。

如果你恰巧是上文提到的三种高危人群，又出现髋部疼痛不适的症状，应该更加积极主动地前往医院检查。

来院以后，医生一般会要求你进行髋部的 X 线检查或磁共振成像（MRI）检查。MRI 是目前识别早期骨坏死的最佳检查，绝大多数的髋关节疾病都可以通过 MRI 来诊断。根据需要，你还有可能被同时要求进行腰椎、下肢其他部位甚至全身的检查等。

早诊早治是关键，方法总比困难多

股骨头是否出现塌陷是医生区分疾病早期和晚期的重要分水岭。对于早期的股骨头坏死，股骨头尚能保持球形的轮廓，治疗目的在于防止塌陷的形成。这一时期可选择的治疗方法较多，如减轻负重、冲击波理疗或是微创保髋手术等，治疗效果也较好，这一时期的患者从外观上与正常人并无区别，可以维持正常生活。

遗憾的是，如果没有及时发现和治疗，骨坏死范围会逐渐增大，直到坏死区域无法负担上半身重量，股骨头表面发生"塌陷"使关节面不平整。粗糙的关节面不断磨损，直到整个髋关节都磨坏，影响关节功能并诱发持续的疼痛，股骨头坏死就发展到了"晚期"。

虽然"股骨头坏死"中有一个吓人的"死"字，但它并不是一个致死性疾病。全髋关节置换手术是治疗晚期股骨头坏死的终极手段，也就是大众常说的"换关节"。全髋关节置换术是世界上最常见、最成功的手术之一，在绝大多数情况下可以完全缓解疼痛并恢复正常行走和日常活动，是中老年晚期股骨头坏死患者的可靠选择。但对于中青年患者，"换关节"并不是第一考虑的手段，医生总希望给天然的股骨头"一次机会"，这是由于人工关节假体仍然有使用寿命的限制，目前的假体寿命多数在 20~30 年，假体失效后需要进行二次翻修手术。我们会想尽办法帮助年轻患者尽量延迟关节置换的时间。

结语

临床工作中，我们常遇到很多年轻的股骨头坏死患者。他们多处在事业的奋斗期，来自各方面的压力都很大。骨坏死的疾病状态多伴随他们很长时间，无疑对他们的生活方式甚至人生观产生很大的影响。令我感动的是，多数年轻患者具有乐观豁达的生活态度，通过早诊早治、积极配合往往也能获得较好的疗效，他们对未来也充满希望。作为医生，我们同样相信：随着我们的努力，随着医学科学的发展，会有越来越多的新技术出现，而股骨头坏死将不再是不可逆的疾病。

（姜畅　阎作勤）

股骨头坏死了就得换关节吗？

股骨头坏死

生育期间突发重度子痫的杨女士，住院时接受了激素冲击治疗。出院 3 年后，孩子可爱，生活充实，但在工作中偶尔感觉右边髋部隐隐作痛，时间久了杨女士便去往医院就诊。做完磁共振检查后确诊为双侧股骨头坏死早期。杨女士的医生建议她正常生活，按时复查。

一男子嗜酒如命，自成年后 30 年来每天都要喝一斤以上的白酒，近期两边髋部疼到不能走路。就医后，骨科医生诊断他为两侧股骨头坏死晚期，在 X 线片上本来应该形如圆球的股骨头表面坑洼不平，不能正常行走，只能进行换关节手术，才得以恢复正常的步行功能。

股骨头坏死何时需要换关节治疗

股骨头坏死是比较常见的骨科疾病，一般来说出现股骨头坏死后，人体就可能会出现不同程度的关节疼痛，对人们日常生活影响较大。上面两个例子中虽然都是股骨头坏死患者，但是由于不同的疾病严重程度，两个人的治疗方案也大相径庭。那么，股骨头坏死到底应该怎么治疗呢？什么程度可以保守治疗，什么时候可以做"小"手术保髋，什么时候必须做"大"手术换髋关节呢？

影像片子上股骨头是否出现塌陷是医生区分股骨头坏死早期和晚期以及制定治疗方案的重要参考。对于早期的股骨头坏死，股骨头尚能维持球形的形状，治疗目的在于防止局部的塌陷。55 岁以下的年轻人，虽然坏死面积可能较大、进展较快甚至到中晚期，可根据自身需求进行保髋治疗。可以采用拄拐、减重、冲击波治疗等非手术的保守治疗方式，或是进行相对微创的保髋手术，比如：坏死区域减压手术、骨移植手术。对于晚期的股骨头坏死，则需要进行换关节手术。

无须手术时保守治疗

如果医生根据病情判断目前不需要手术，可以进行下面几种保守治疗方案

（1）保护性负重：使用双拐；

（2）药物治疗：非甾体抗炎药，低分子肝素，阿仑膦酸钠等有一定疗效，扩血管药物也有一定疗效；

（3）体外冲击波：最早用于治疗泌尿系统结石，国内外学者由此开展体外冲击波促进成骨的深入研究。体外冲击波特有的精准靶向特性和生物学效益，可显著缓解疼痛；

（4）控制饮酒：避免酗酒，少喝酒或戒酒；

（5）适当户外运动：多晒太阳，促进钙的吸收。

非换关节的保髋手术

保髋手术的主要目的是减轻疼痛，延缓股骨头塌陷，改善并维持髋关节功能，进而延缓甚至避免髋关节置换手术。保髋手术方法

主要包括髓芯减压术、游离骨移植术、带或不带血管蒂骨移植术、截骨术等。你的医生会根据分期及年龄等因素制定个体化治疗方案，选择合适的保髋手术方式。

总结

患上股骨头坏死并不可怕，建议尽早就医，根据具体病情制定合适的治疗方案，不换关节也可以治疗股骨头坏死。

（王晨中　阎作勤）

"五十肩" 知多少

惹上这个毛病，穿衣洗脸都费劲

肩关节疼痛在现实生活中是非常常见的，尤其是在五六十岁人群中最常见，老话讲"五十肩"，大家往往觉得关节活动有问题并不是什么大事，不需要看医生。但是肩膀疼痛说起来是小事，真的加重起来夜间也会被痛醒，更不用说侧卧和抱第三代了，穿衣洗脸都很费劲。

其实肩关节疼痛的原因有很多，需要大家特别关注。的确，最常见的是肩周炎，也就是我们说的"五十肩"或"冰冻肩"。肩周炎是由于无菌性炎症而引起周围肌肉痉挛，主要是关节囊的挛缩，表现在关节活动范围减少，关节疼痛相对较轻。而另外一种导致肩关节严重疼痛的疾病是肩袖损伤。肩袖由肩胛下肌、冈上肌、冈下肌、小圆肌的肌腱形成类似"袖口"包裹于肩关节（图42）。这些肌腱提供肩关节活动的动力。因此肩袖损伤不只活动受限严重，关节疼痛也很要命，拉吊环等运动只会让损伤进一步加重。同时肩关节其他疾患也会加重肩关节的疼痛，包括肩关节不稳、肩峰撞击综合征、钙化性肌腱炎、肩锁关节炎、肩胛上神经卡压及肩关节肿瘤等。

当然，肩关节疼痛还可能是肩膀之外的其他问题所导致的，例如颈椎病压迫神经根导致的肩关节疼痛麻木和无力上举、急性心梗导致的左肩压榨性的疼痛、胆囊炎导致的右肩牵涉性疼痛。还有一些其他部位的恶性肿瘤转移到肩膀导致的肩关节剧烈疼痛。而这些疾病的鉴别还需要影像学检查、血液检查和电生理检查进一步排除。

肩袖损伤主要还是因为肩关节过度负重，反复劳损导致的，家务活，抱孩子都是肩袖损伤的罪魁祸首。肩袖损伤最基本的治疗是制动。最好使用肩关节外展架将患肩固定，保持肩关节外展位4~6周。同时肩关节要避免负重，局部可以通过热敷和外敷镇痛药物缓解疼痛。如果经过两周的上述保守治疗仍然没有明显的好转，就考虑手术治疗。手术治疗可以在肩膀上做个3~4厘米的小切口或者打几个"小洞"，通过微创关节镜对肩袖进行修复。同时还可以对肩关节的其他合并疾病进行进一步的诊断处理。

当然，术后同样也要积极康复治疗，以巩固疗效。术后需要使用肩关节外展架固定6周，在此期间，同样要避免肩关节主动外展或负重，仅可以做手术侧肘关节屈伸、肩关节前后运动及肩关节外旋运动。6周后再脱离支具逐步进行其他动作锻炼。

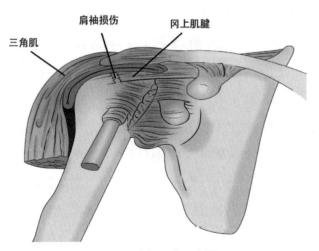

图42　肩部肌肉示意图

（马易群）

"拉单杠""手臂转飞轮"
可以治疗好肩周炎吗?

很多朋友时不时会听到"你的肩膀痛跟我以前一样,就是肩周炎了,去吊吊单杠就好了";还有一些朋友会用"手臂转飞轮"等办法治疗肩周炎。诚然,有一部分朋友用"拉单杠""手臂转飞轮"治疗好了肩周炎。然而,还有一部分朋友用"拉单杠""手臂转飞轮"等方法,反而加重了病情,甚至到了要手术的程度。

肩周炎也叫冻结肩、五十肩,一般分为原发性和继发性,属于自愈性疾病,一般原发性肩周炎1~3年会自愈,主要表现为肩关节疼痛,活动受限。常常是无明显诱因发作,可能是一次受凉后出现,也可能是一次无关紧要的疲劳后出现。

肩周炎常规的治疗手段也是依靠关节的牵伸锻炼、手法松动、针灸理疗等。大部分朋友可以得到良好的效果。

然而有些朋友因为肩部长期的疲劳,可能刺激出肩峰的骨质增生,就像一把尖刀,抵触着珍贵的"肩袖"组织,恰恰"肩袖"组织就是维持肩关节稳定平衡的重要结构。这类朋友通过"拉单杠""手臂转飞轮"等,相当于把尖刀插入肩袖组织中搅动,活动时极有可能造成"肩袖"组织的撕裂。严重的撕裂会加重疼痛,活动会进一步受限，导致严重的后果。甚至需要行关节镜微创手术来去除这把尖刀，修补撕裂的肩袖，松解粘连的关节囊。

故而，患有肩周炎的朋友，慎重使用"拉单杠""手臂转飞轮"等方式！最佳治疗方式是：通过 X 线片、MRI 检查等先排除有无肩峰骨质增生、肩袖有无撕裂等。排除以上问题后，推荐循序渐进的关节牵伸锻炼，辅助中西医的理疗方式，可以更快地恢复日常生活。

（沈文晖　王晓峰）

"到底是肩周炎，还是肩袖损伤"，傻傻分不清楚

肩痛、活动受限、拿不了重物、梳不了头发、抓不了痒……我们常听到身边有人抱怨"这肩周炎又犯了"，出现上述症状后，大多数人会以为自己患上了肩周炎。

但是，肩痛就一定是肩周炎吗？为什么吃药、打针、爬墙、拉单杠好像都没有效果，甚至越来越严重？在我们骨科医生看来，也许是误把肩袖损伤当成肩周炎来治疗了。

实际上肩关节疼痛伴随活动受限的原因有多种，其中肩袖损伤和肩周炎是最为常见的两种疾病，同时也是最易被大众混淆甚至被误诊的两种肩痛疾病。那么肩周炎和肩袖损伤有什么不同之处呢？

症状区别

虽然两者都表现为肩关节疼痛以及活动受限，但肩周炎是以广泛的肩部疼痛为主，肩关节各个方向的活动均受限，借助他人力量也无法最大限度地活动，整个肩部像被"冻住"一样，因此有"冻结肩"之称，症状一般在半年到一年后会逐渐缓解。

肩袖损伤一般有急性损伤或慢性劳损史，休息时疼痛不减轻，

活动时疼痛加重，且疼痛一般以肩关节外侧压痛点明显，常表现为肩部上抬受限；受试者站立，手臂外展，拇指向上，肩关节在外展60度内不会出现肩部疼痛。在60~120度被动运动时开始出现疼痛，超过120度后肩关节又可以继续上举，而疼痛减轻，所以60~120度称为肩关节疼痛弧，提示肩袖损伤。

治疗上也大不相同

肩周炎治疗以缓解疼痛、预防关节功能障碍为主，缓解疼痛可采用吊带制动的方法，使肩关节充分休息或用物理治疗方法减轻疼痛，可以用理疗、推拿、按摩、医疗体操等多种措施来解除粘连、扩大肩关节运动范围，达到恢复正常肩关节活动功能的目的。

肩袖损伤初期可尝试保守治疗，但症状如果没有缓解或者逐渐加重者，则建议行微创肩关节镜进行肩袖修复手术。

由于肩袖损伤与肩周炎症状相似（都会导致关节活动受限和疼痛），特别是肩袖损伤后没及时治疗或诊治不当，容易引起肩关节粘连而造成继发性肩周炎，极易误诊。众所周知，肩周炎治疗主要需要患者主动运动，而在肩袖损伤患者中，主动运动撞击肩袖会造成原本轻微损伤的肩袖大面积撕裂，甚至完全撕裂。所以两者的鉴别尤为重要。

（马天聪）

人工关节置换的门道

换关节等于"锯骨头"？
别被谣言误导。关节置换术究竟是啥？

随着我国老龄化社会的发展，膝关节骨关节炎的发病率也是越来越高，然而，本应是治疗膝关节骨关节炎的"最终武器"，却让部分患者备感困惑。"医生，我不要人工关节，听说换关节要把自己患病的骨头锯掉，太可怕了！"这种焦虑的声音，其实是对关节置换术的一种误解，换关节当然没有这么可怕，那么，真正的关节置换术，究竟是啥呢？

作为治疗终末期膝骨关节炎的方式，膝关节置换术已在国内外广泛开展数十年，安全性和有效性均得到了医生和患者的认可。通过去除患者关节内已磨损严重的软骨和增生的骨刺，以两块光滑的金属膝关节假体贴附于骨表面，继而将耐磨的高分子垫片放置于两块假体之间，手术就顺利完成了！这样，患者在走路的时候会形成假体与垫片之间的滑动，不会磨损骨头，所以就不会有疼痛了。

患者朋友们担心换关节会锯骨头，产生剧烈的疼痛，从而望而生畏，甚至讳疾忌医，这是一种误解。事实上，要"锯掉的骨头"很少，仅仅为磨损严重的软骨。同时，就像"无痛分娩"一样，目前对于膝关节置换术来说，也有一种"无痛置换"的概念，目的就是让患者在术中、术后尽量避免过度的疼痛和不愉快的体验发生。得益于手术麻醉科学的发展，在手术之中，患者是感受不到任何疼痛的。而在术后，确实会有一定的疼痛，特别是在术后康复训练中，但这种疼痛却是完全可以耐受的。随着康复治疗的进展，患者的痛感也会越来越小，最终获得一个完全无痛、活动自如的膝关节。

对于膝关节骨性关节炎来说，医生仍提倡"早发现、早诊断、早治疗"，一味地拖延，只会加重骨关节炎的进展，骨赘更多，关节更加畸形，加大手术的难度，治疗效果不佳。因此，请患者朋友们切莫被谣言误导，出现相关症状后尽早就医。

（蔡传栋　曹露）

像"补牙"一样精准治疗膝盖疼
——微创单髁置换术

膝关节是人体内运动最多、负重最人、结构最复杂的关节，其骨性结构包括股骨下端、胫骨上端和髌骨，形成内侧间室、外侧间室、髌股间室及髁间窝，可以通俗地称之为"三室一厅"（图43）。

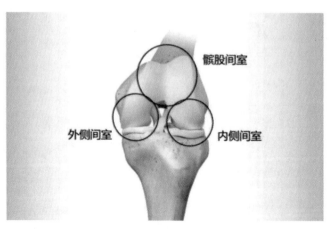

图 43　骨关节结构示意图

什么是膝关节单间室置换术？

膝关节单间室置换术是相对于全膝关节置换术而言的一种新型微创手术，就像"补牙"一样，也可以理解为"换一半膝盖"，针对膝关节内侧、外侧间室或者髌股间室的磨损部位可分别进行表面置换。仅仅去除病变部分的关节软骨和半月板，保留其余正常侧的结构组织。最大限度地保留患者的本体感觉和关节功能。

什么时候进行膝关节单间室置换？

膝骨关节炎又称"长骨刺""老寒腿"，是中老年人的常见疾病，其早期病变往往仅局限于一个间室，对于这些患者，如果整个关节都换掉显然有些可惜。将膝关节比喻为"三室一厅"的房屋结构，一个房间出现问题，没有必要对整套房进行装修重建。膝关节单间室置换术就是专门针对这些患者设计的，通过"补牙"来治疗膝关节的病变部位。可以有效缓解疼痛，阻止关节退化的进展，是治疗膝骨关节炎的经典保膝方案。但因为人们对关节置换手术的认识误区及对并发症的恐惧，往往一拖再拖，延误适合的手术时机。

这类患者在日常生活中多表现为膝关节单侧的局限性疼痛，影像学检查发现膝关节内侧、外侧或者前方的软骨损伤与剥脱、继发性滑膜炎、骨赘形成，引起关节疼痛、肿胀、功能障碍，严重者导致肢体畸形、残疾，致使生活质量严重下降，这时候，可以通过"补牙"的办法达到比较好的治疗效果，避免病情进一步发展。但作为微创手术，其适应证较为严格，鉴于这种情况还是建议您到医院就诊，具体由关节外科医生进行掌握。

膝关节单间室置换的优势

很多患者和家属非常关心这个手术的优点有哪些，我在这里给大家详细讲解一下：

（1）手术切口小，更加微创。由于保存了膝关节内全部韧带，术后患者的膝关节相较全膝关节置换术更接近"正常关节"，能够更加容易地进行行走、上下楼梯等日常活动。

（2）只处理磨损的软骨与少量软骨下骨，保留了骨量，植入的假体更小，手术的创伤更小，无须输血，感染率更低，住院时间更短，康复速度更快。

（3）术后疼痛较轻，功能恢复快，大部分患者术后第一天即可下地活动，2~3 周就能恢复正常行走，要远短于全膝关节置换术的恢复期。

（郭常安）

DAA 髋关节置换的微创门道

髋关节骨性关节炎、股骨头坏死、髋关节发育不良、强直性脊柱炎累及髋关节，这些髋关节疾病正在日益被大众所熟知，这些疾病患者最终多数需要进行髋关节置换手术，这是终末期髋关节疾病的最终、最佳和最有效的治疗方法，被誉为20世纪的"世纪手术"。

髋关节由上方碗状的髋臼窝和下方球状的股骨头组成，臼窝和股骨头对合转动是其活动的基本方式，当这一对"好基友"被磨坏的时候，就可以进行髋关节置换术，用人工的假体部件来替换这一对"冤家"，重建关节的功能。

髋关节的骨骼在人体的深部，周围有大量的丰厚的皮肤、脂肪、肌肉、关节囊包裹，还有很多的神经和血管穿行其中，因此，

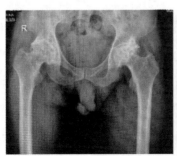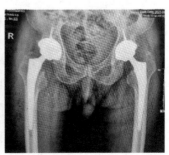

图 44　髋关节置换术前后影像学表现

135

在做髋关节置换手术的时候，从哪里开门进入关节就很有讲究了。

现代髋关节置换手术始于 19 世纪 60 年代，曾经出现过很多不同的手术入路设计方案，大体上讲，可以有三个不同的方向，直接前方入路、前外侧入路以及后外侧入路。

前外侧入路是早期流行的方法，最早时需要进行大转子截骨，把骨块向上翻转后进入髋关节，后来不再截骨，改为劈开臀中肌肌腹进入，臀中肌受累会增加术后步态不良的风险。目前采用该入路的医生相对较少。

后外侧方的肌肉最为丰厚，进入时需要撕开部分臀大肌，切断 4 块外旋肌群的止点，髋关节置换完成后再把外旋肌群止点重新缝合到股骨近端，手术切口通常在 15cm 左右。后外侧入路的优点是大切口大显露，视野开阔，解剖结构暴露清楚，手术难度相对较低，因此在 70~80 年代后得以大量推广。缺点是创伤较大，术后需要避免屈髋超过 90 度约两个月的时间，如不要坐沙发、不要坐低凳子、不要蹲、不要跷二郎腿、不要从后外方穿脱鞋袜等，以等待后方软组织愈合牢固，减少脱位风险。因其总体脱位率很低，因此仍然是一个安全的入路，至今仍是国际上最常用的入路选择。

直接前方入路的英文全称是 Direct Anterior Approach，简称 DAA，手术切口其实并非位于髋关节的正前方，而是要稍偏外侧一点，大约相当于立正姿势时手掌前缘相对应的位置，通过不同肌肉之间的自然间隙进入髋关节前方，再切开关节囊进行手术。DAA 入路不切断任何肌肉，手术切口一般也仅有 9~10cm 左右，对于技术熟练的医生来说，由于进入时不切断任何肌肉，安装完成关闭切口时也不需要重建任何肌肉结构的止点，因此手术时间甚至可以短于后外侧入路，是真正意义上的微创手术方式。由于肌肉几乎不受损伤，患者术后麻醉清醒、体力恢复时，即可站起与行走，少部分患者可以在术后的 2~4 个小时后自行下床如厕，绝大多数患者在术后的次日清晨可以下床行走，而且，术后不需要有任何的禁忌动作，患者可以做力所能及的生理与生活动作，诸如穿袜穿鞋、下蹲、盘坐、如厕等，限制这些活动的因素不在于新建的髋关节，而来自年龄、体能、肥胖以及术前关节僵硬的程度等个体原因。

DAA 手术的缺点是技术难度很高，学习难度较大，培训时间较长，需要有专门的配套手术工具，以便于在一个狭窄的视野中既要准确地进行手术，还要保护软组织。但是患者的需求永远是最大的推动力，而且术后的快速康复大大缩短了住院时间，提升了患者感受，既节省了费用，又增加了床位的使用效率。因此，最近的十多年来，DAA 技术在发达国家中得到快速地推广，个别国家的使用率甚至已经超过了后外侧入路。我国的 DAA 技术仍处于初级推广阶段，但发展势头较为迅猛，相信在未来的时间中，这一微创的髋关节置换技术一定会得到越来越广泛地应用，造福于更多的髋关节疾病患者。

（邵云潮）

关节置换的加速康复，此康复非那康复

　　人工关节置换手术是终末期髋膝关节疾病的标准治疗手段，数以千万计的患者经此手术而摆脱病痛折磨，重获新生。我国的关节置换年手术量已经达一百万台左右，并且仍然还在快速增长中。

　　关节置换的患者在决定、等待、住院、出院的整个过程中，经常会非常困惑、担心、焦虑的一件事，就是康复的相关问题，术后需要卧床多久、何时可以坐起与站立、术后康复训练该怎么做、有哪些注意事项等。这既是人之常情，也是传统的、普遍的思维方式，关注的重点其实是"手术以后的康复"，英文叫作Rehabilitation，这是一个古老的拉丁语词汇，意思是重新获得某种能力。康复医学也被称为第三医学，与预防医学和临床医学相并列。在传统的关节外科，置换手术结束之后，患者就进入康复阶段，由临床医生与康复医生共同指导患者的功能训练，康复的职责是后续性的，在被动接受手术结果的基础上，进行辅助性的工作，以最大可能发挥手术的红利，但对前期手术基本没有影响。

　　今天我要给大家讲的"加速康复"并不是传统意义上的Rehabilitation，甚至不属于康复医学，而是最近二十多年来外科学的重大进展，属于临床医学，最早时的英文名称叫作Fast Track Surgery（快通道手术），后来改了个名字，叫作 Enhanced Recovery After Surgery，简称 ERAS，意思是加强版的手术后恢复。它的中文翻译最初也有很多不同的称呼，慢慢统一成为"加速康复"，这里的"康复"是借来用用的，与"康复科"的康复完全不同，但是，借用的代价是造成了概念的混淆，借用实属无奈之举，因为确实找不到更好的词了。

可是，"此康复"非"那康复"，两者有着本质的、深刻的区别。

下面，就让我来为大家慢慢揭开"此康复"的神秘面纱，看看关节置换的加速康复为什么能够让康复加速，又到底能够加速到什么程度。

大家都知道，任何手术，无论大小，都会有疼痛，所以做手术的时候必须要麻醉，但是麻醉苏醒后，患者仍然会有疼痛，手术越大，疼痛越严重，各种反应就越大，术后恢复就越慢。"痛苦"两个字，真的是又"痛"又"苦"，那么，"痛"为什么会使人吃"苦"呢，因为人体是一个整体，局部的疼痛会引起全身的反应，这种反应的基本机制叫作"应激反应"，而应激反应的基础是"炎症反应"。人体许许多多疾病的底层逻辑都是炎症反应，这是发生在人体内部的战争，捍卫者是以白细胞、淋巴细胞等为首的部队，抗击过敏、外伤、感染等外来侵略，或者平定肿瘤等内部叛军，当白细胞敌我不分，乱杀一气的时候，就是"自身免疫病"。应激反应有点相当于战争动员，战争规模越大，就需要越广泛的动员和后勤支持，人体的反应就越大，就越"苦"。

所以，人体战争的规模和场所具有决定性的意义，最重要的抓手就是要控制炎症反应和应激反应的程度。两种反应的程度取决于两个方面，一是患者本身的机体状态，二是手术创伤的大小，两者相互作用决定了患者术后康复的快慢。同样的手术创伤，身体强壮者的反应小，体弱者则反应大，反过来，同样状态的患者，手术创伤越大，则患者反应也越大。如果能够把大手术的应激和炎症反应控制在一个较小和较轻的范围，患者就会较快康复。比方说，一个小的浅表肿块，可以在局部麻醉下进行切除，手术结束患者就可以自行回家，基本没有什么不舒服的感觉，就是因为这样的手术所引起的炎症和应激反应很小。如果我们能够把关节置换手术的炎症和应激反应也降低到这样的程度，那么我们就可以让患者当天手术，当天走回家。而在实际上，现在我们虽然还做不到把关节置换手术的机体反应控制到这么小的程度，但是在 ERAS 的管理模式下，却已经能够将之控制到一个非常合理的范围，让绝大部分的简单初次髋膝关节置换患者能够基本无痛，术后当日或者次日下地行走，2~4 天出院回家，5~7 天自己洗澡。对于复杂手术和年老体衰的患者，虽然在康复的时间节奏上不可能这么快，但是仍然能够促进患者更快更好更舒适地康复。

围绕控制"炎症"和"应激"这两个基本点，可以作很多的革新，有些是显而易见的，比方说微创化的手术技术，像 DAA 这样的不损伤肌肉的髋关节置换方法；也有些是颠覆性的，比方说术前进食。髋关节置换的手术入路，最常用的传统方法是后外侧入路，切口长度约 15 厘米，需要撕开臀大肌，切断梨状肌、上孖肌、下孖肌、股方肌等短外旋肌肉的止点，手术结束后再把它们重新缝合回去。后外侧入路的优点是手术视野大，暴露清楚，假体安装相对容易，缺点是创伤较大，脱位率稍高，术后有两个月左右的时间需要避免坐沙发、坐小凳子、自行穿脱鞋袜、下蹲等。DAA 是直接前方入路的简称，英文名为 Direct Anterior Approach，是一个采用天然的神经肌肉间隙进行关节置换手术的微创手术入路，就像庖丁解牛一样，不会损伤肌肉，手术切口也更短，通常在 9~10 厘米左右。DAA 的髋关节置换手术，不仅切口短，而且不损伤肌肉，因此非常有利于术后康复，是真正的微创手术，术后麻醉苏醒、体力恢复后，即可做任何动作，没有任何的体位限制，活动的受限因素来自患者的年龄、体能、术前的功能状态等，而不是人工髋关节本身。DAA 的缺点是切口较小，因此狭窄视野，手术难度大，对医生的培训周期较长。微创手术技术能够明显减少因手术创伤带来的应激与炎症反应的水平。

饮食管理方面，在传统管理模式中，不管患者在手术当天的顺序是第几台，都会让患者在术前晚 10 点钟开始禁止进食任何东西，手术结束回到病房后还要继续禁饮禁食 6~8 个小时，整个"斋戒"时间可能长达二十多个小时，甚至更长，很多患者会感觉已经"饿得吃不下东西了"。这样做的理由，是害怕患者因恶心呕吐而致窒息。但是，长时间的饥饿会明显增加应激反应的程度，胃液也会大量分泌，反而更不安全。事实上，固体食物中，肉类的排空时间为 8 小时左右，粮食类为 6 小时，液体食物中奶类排空需 4 小时，透明饮料为 2 小时。所以，在 ERAS 管理模式中，可以根据患者手术台序的相应时间来提前安排固体食物和透明饮料的进食时间，只要确保麻醉前胃部处于排空状态即可，并且确保患者在手术时能量满满，元气满满，术后恢复自然就会快。同样，术后只要麻醉苏醒，胃肠蠕动恢复，即可进食，由于关节置换手术是胃肠道外的手术，完全没有必要继续等待 6~8 个小时。

这些与传统模式完全不同的理念，最早是由丹麦的普外科医生 HenricKehlet 教授于 1997 年提出的，经过二十多年的发展，在国际上各个外科亚专业形成重大影响，促进了围手术期管理的革命性进步。ERAS 并不是某一种单个技术，而是围手术期各种管理措施的组合拳，涉及术前、术中、术后管理的所有细节，需要建立多学科团队，协调手术医师、麻醉科、手术室、监护室、营养室、内科各科室、护理部、康复科、病房护工，建立一整套的管理程序，最终达到使患者反应更小、恢复更快、体验更好，并发症更少、死亡率更低、住院时间更短、总费用更少的"加速康复"效果。

在关节外科的实践中，ERAS 团队会在术前注重将患者的机体调整达到最佳状态，包括对患者与家属进行充分的术前沟通与教育，使患方对住院的整个过程有一个清晰的"导航图"，尽可能地消除患者的紧张和焦虑情绪，纠正可能存在的贫血状态，以减少乃至消除输血，重视控制原有的内科合并疾病，如高血压、糖尿病等等，合理调整原有内科用药与本次手术用药之间的搭配，让患者睡得好、会洗澡、会锻炼，增加动物蛋白摄入，通过咳嗽训练增强肺功能。在手术当日确保患者不饿肚子，术前 6 小时可以进素食类固体食物，术前两小时喝 250 毫升透明能量饮料，麻醉用药与苏醒管理中强化预防恶心呕吐反应，采用控制性降压与限制性输液策略。手术组还通过详尽的术前测量、优化手术工具与操作流程、微创化手术入路等方法来缩短手术时间、减少手术创伤。术后麻醉清醒回到病房后，即可开始进食，仅需极少量补液，鼓励通过口服途径补充液体与能量。

简单来说，加速康复关节置换是一整套综合性的围手术期管理程序，通过各种细节的程序化管理和标准化操作，一方面调整患者的机体能力到最佳状态，一方面优化和微创化手术操作，控制手术创伤，达到控制患者机体应激和炎症反应的目的，术后更快更优更美地康复自然就会水到渠成。

所以，要记住哦，关节置换的加速康复，此康复非那康复。

（邵云潮）

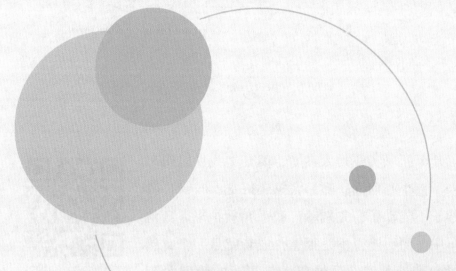

No. 1656807

处方笺

常见骨科创伤
热点问题

医师: _____

临床名医的心血之作……

脊柱脊髓损伤

警惕追尾致瘫痪！不为人知的颈椎过伸伤

开车兜风实在是太爽了，闪开！我秋名山车神来了，小心前面！嘭，大家还好吧？哎呀！我的脖子不能动了！先别动，我来叫救护车。日常行车中，明明撞得不是很重，或者就是一个突然的紧急变速，怎么颈椎就受伤了呢？我们的颈

颈椎挥鞭伤（视频）

椎应该很牢固的呀。平常我们在驾驶或者乘坐汽车时，一般会被要求使用安全带。当汽车速度在短时间内发生剧烈的变化，比如追尾了前车或者被后车追尾，此时，由于身体被安全带较好地固定在座位上，会同汽车一起快速地加速或者减速，而头部由于没有固定，就会因为惯性往前甩，这个过程中可能会造成颈椎的脱位或骨折。同时，由于脊髓周围的韧带在短时间内被拉长又松弛，容易形成褶皱，严重甚至卡压脊髓形成瘫痪。由于这个损伤过程中，脖子带动头部甩动如同挥动的鞭子，所以这类损伤医学上又称作为"挥鞭样损伤"。

此时最重要的急救措施就是固定颈椎，避免颈椎和脊髓二次损伤，受伤后如出现四肢感觉活动障碍，旁人不可随意搬动患者，应呼叫 120 后等待急救。如症状较轻，仅有颈部疼痛或者轻微的上

肢疼痛麻木等不适，自己也不能随意活动颈部，应采取一定的保护措施，如佩戴硬式颈托等。但是，如果保守治疗没有缓解或者出现严重脊髓损伤，并且能发现明显脊髓压迫的，应该考虑尽早手术治疗。值得注意的是这类损伤 X 线片以及 CT 检查可能是阴性的结果，部分能发现椎间隙增宽或者上一椎节椎体的前下缘可能有小骨片撕下，不仔细确认甚至可能遗漏，少数情况下 CT 检查能发现后方椎板骨折。此时 MRI 检查是最重要的检查手段，怀疑颈椎过伸伤时应尽早进行颈椎 MRI 检查。颈椎 MRI 检查可以看到颈髓有没有水肿变性、有没有合并椎间盘突出，黄韧带或前、后纵韧带的骨化，这些都可以为诊断提供参考。

日常出行时，我们应该如何避免此类损伤呢？首先，我们在驾驶或者乘坐汽车的时候，应注意调节座椅上枕头的高度，将其正对于头部后方，这样在紧急情况下可以为头部提供缓冲；其次，驾驶汽车应该时刻保持谨慎小心，避免猛然地加速或减速对身体造成伤害。另外，在生活中还可以加强颈部肌肉的锻炼，一方面加强颈部肌肉，降低颈部受伤的可能性；另一方面，也可以起到预防颈椎病的作用。总之，汽车追尾导致颈椎损伤是一种生活中常见，但是大众并不熟悉的情况，轻则引起颈痛，重则造成脊髓损伤甚至瘫痪。尤其本身就有颈椎病的患者，如果出现颈椎挥鞭伤，更容易产生脊髓损伤的严重后果。因此，大家一定要注意安全驾驶，尤其患有颈椎病的人，更要注意。

（王厚磊　董健）

摔了一跤，手又痛又麻，
罪魁祸首可能在颈椎

我们在急诊常常遇到这样一类患者，不小心在家里摔了一跤，腿脚都能活动，但是手突然抬不起来，还伴有剧烈疼痛，但急诊拍了一遍片子却没有发现骨折，这到底是什么原因呢？很有可能就是"颈脊髓中央损伤综合征"！

症状较轻的脊髓型颈椎病患者，往往在外伤之后导致"颈脊髓中央损伤综合征"或急性脊髓损伤。"颈脊髓中央综合征"是一种在颈椎有基础病变的基础上发生颈椎外伤所导致的急性不完全性脊髓损伤，最常见的外伤包括摔倒后头面部撞击、急刹车导致的头颈剧烈前倾等。这种不完全的脊髓损伤轻则双手麻木刺痛，重则手臂感觉异常，活动不利，更为严重的损伤还有可能出现双腿、双脚麻木等。而如果本身颈椎病程度较重、神经压迫已经非常严重，又雪上加霜地遭受了外伤，就有可能发生急性完全性脊髓损伤，四肢活动及感觉均受损，陷入完全瘫痪的状态，甚至呼吸功能也受到影响，患者很可能由于呼吸功能障碍造成的并发症而死亡，而即使积极救治，挽救了生命，患者的四肢运动和感觉的恢复也是有限的，很有可能终生生活不能自理。

为什么"症状并不严重的颈椎病"叠加并不严重的外伤会造成极为严重的后果？这是由于正常情况下我们的脊髓漂浮在脑脊液中，就像电缆漂浮在水管中，在头面部撞击、突然刹车导致的头颈剧烈前倾等情况下，脑脊液可以帮助缓冲掉大部分的应力，脊髓本身并不受到损伤；而在脊髓型颈椎病的患者中，颈脊髓已经受到不同程度的压迫，失去了脑脊液的缓冲，在轻度外伤的情况下，脊髓直接遭受应力，发生挫伤，导致不同程度的神经功能损伤。可以说，虽然很多患者症状并不严重，但脊髓已经是背负许多稻草但勉强没倒下的骆驼，而一个原本并不起眼的外伤，可能就是压垮骆驼的最后一根稻草。在临床上，我们常常会遇到类似的患者，有时也会感叹，亡羊补牢，为时已晚！

　　而进一步深究，有些患者所受的外伤，80%是偶然，20%是必然。脊髓型颈椎病会悄无声息地破坏机体的深感觉，逐渐让人出现脚踩棉花感、步态不稳等表现，走在平地上也会觉得地面不平，走在不平的路上会更容易摔跤，从而造成不同程度的脊髓损伤，可以说是进入了恶性循环。这也是为什么虽然症状并不严重，但磁共振上已经显示颈脊髓明确压迫的情况下，医生总是会建议患者开刀解除脊髓压迫，防患于未然。

（聂聪　马晓生）

"伤不起"的脊柱脊髓损伤

随着现代交通事业的快速发展以及交通工具的普及，意外的交通事故也时常发生，常造成机体损伤，尤其是脊柱损伤，而且绝大部分的脊柱损伤都合并脊髓损伤。为什么说脊柱脊髓损伤"伤不起"呢？因为脊柱脊髓损伤如果治疗不及时的话，轻则瘫痪，重则丧命，的确是生命不能承受之殇。

什么是脊柱和脊髓？

脊柱是人体骨骼框架的重要部分，因为脊柱向上连接头颅，向下连接骶骨和髋关节，人才能在框架下直立行走。脊柱包括颈椎、胸椎、腰椎、骶椎和尾骨，颈椎由七块椎体组成，胸椎由十二块椎体组成，腰椎由五块椎体组成。骶椎也由五块椎体组成，最下面还有尾椎。在脊柱中间为椎管，脊髓就是通过脊柱椎管从大脑延髓向下到腰椎。脊髓非常重要，脊髓损伤患者就会出现不同程度的瘫痪，所以脊柱是非常重要的骨性支柱。可以说脊柱是罩着脊髓的大哥，脊髓在大哥的保护下发挥着控制肢体运动的作用，二者相辅相成，缺一不可。

常见的脊柱脊髓受伤原因

脊柱脊髓损伤的原因包括创伤性的和非创伤性的。其中创伤性的脊柱脊髓损伤多由高处跌落时臀部或足着地、冲击性外力向上传至胸腰段发生骨折。少数由直接外力引起，如房子倒塌压伤、汽车撞压伤或火器伤。此外，近年来，从事体育活动如攀岩、跳水、山地自行车、滑雪、滑板等户外运动的人数增加。但是一些体育娱乐安全设施及防护还不完善，加上参与人员的安全保护意识不强，故体育娱乐导致的脊柱脊髓损伤也有增加的趋势。非创伤性的脊柱脊髓损伤包括：①医源性脊髓损伤，主要指手术中对脊髓的刺激、压迫、过度牵拉、直接损伤、血管损伤、血肿压迫等造成；②感染性因素，如脊柱结核、脊柱化脓性感染等；③脊柱脊髓肿瘤以及脊柱退行性疾病；④一些先天性疾病，如脊柱侧弯、脊椎裂、脊椎滑脱等。

遇到脊柱脊髓损伤的人怎么办？

脊柱脊髓损伤多发生在户外，所以临时的急救处置措施至关重要，分秒必争。

当我们在户外遇到怀疑有这类损伤的人员时，我们首先要观察患者的意识，对呼吸困难和昏迷者，要及时清理口腔内分泌物，保持呼吸道通畅。若有伤口，应紧急包扎，防止出血过多导致死亡。当需要对伤员进行搬运时，必须注意保持伤员头颈部和躯干的伸直位，绝不可让脊柱屈曲和扭转，尤其是颈椎伤，更应小心搬运，并加以固定。不可抬起头部、躯干或坐起，禁止用软担架、被单或一人肩扛的方式搬运。搬运工具最好用平板担架或门板。途中较长时间搬运，应取出伤员衣袋中硬物等，以防压迫发生压疮，并立即送医院救治。

（林红）

常见骨折问题

不要骗我，股骨颈骨折了竟然还能走路？

说到股骨颈骨折，相信大家多少都有所耳闻。股骨颈骨折了之后，根据"伤筋动骨一百天"的古训，若不手术治疗，大概率是要在床上躺很长时间的。但是有没有这样一种情况，股骨颈骨折了竟然还能走路，患者是自己走着来看病的。听起来有点不可思议，有这可能吗？下面且听我们慢慢道来。

这是一个真实的案例，王先生今年六十岁了，平时身体还算健康。那天在小区里不小心摔了一跤，右侧髋部着地。他自己爬了起来，就是觉得摔倒的地方有点痛，自己走回了家里，也就没有在意。回去睡了一晚上，第二天起来，王先生觉得右髋部越来越不舒服，晚上在子女的劝说和陪伴下，到医院去看病。拍了个 X 线片，医生说他是股骨颈骨折，需要住院手术治疗。王先生感到非常难以置信，他认为自己还能走路，怎么可能骨折了，更不需要接受手术治疗。

这时候医生耐心地给予了解释：

股骨颈骨折是较为常见的骨折之一，在国内约占全部骨折的3.6%，常发生于老年骨质疏松患者低能量的损伤。

因为髋关节是人体重要的承重关节，故大多数股骨颈骨折患者会出现活动障碍，只能卧床。但对于部分股骨颈骨折患者，因骨折没有移位，对位对线良好，或是股骨颈发生了嵌插，股骨颈插入了股骨头而形成了相对稳定的关系，髋部的承重功能尚可，故在骨折后，部分患者还能行走。有时患者因为关节疼痛会通过使用拐杖、轮椅或其他支撑物来缓解关节压力。此类骨折约占所有股骨颈骨折的15%~20%，故而会出现部分股骨颈骨折的患者是自己走着去看病的。

髋部骨折被称为"老年人的最后一次骨折"，其中包括股骨颈骨折、股骨转子间骨折和股骨转子下骨折，股骨颈骨折约占其中的一半。髋部骨折的患者，若采取保守治疗，需严格长期卧床制动（至少2~3个月），且一旦下床或者在床上翻身、活动，很容易引起骨折断端的移位，造成保守治疗的失败。且骨折及长期卧床造成的坠积性肺炎、尿路感染、压疮、深静脉血栓进而引发肺栓等甚至会造成严重的后果，据统计，保守治疗一年内的死亡率接近50%。所以髋部骨折患者，除非有明显的禁忌证，均应考虑手术治疗。

因此对于王先生这种情况的患者，虽然骨折没有明显移位，甚至髋部功能尚可，也应考虑手术治疗。王先生顿时明白了，即使股骨颈骨折了，走着去看急诊也是有可能的。

（陈增淦）

骨折都已经拍了 X 线片了，
为什么还要做 CT 检查？

今天隔壁小王很郁闷，她上班途中不慎摔了一跤，结果脚扭伤了。右踝关节肿了起来，无法行走。她赶紧打电话叫朋友帮忙送她到医院。骨科急诊大夫仔细询问病情并做检查，告诉她需要拍张 X 线片来看看是否有骨折发生。

于是小王来到放射科拍了片子，不一会儿结果出来了。医生告诉她还需要做个 CT 检查。这时候小王有点困惑，为啥拍了 X 线片了还要做 CT 检查？

这时候骨科大夫告诉她因为她的 X 线结果显示踝关节这个地方有点异常，有骨折的可能。为了彻底搞清楚有没有骨折，所以建议她再做个 CT 检查。因为 CT 的分辨率比 X 线片要高，所以能看得更清楚，而且 CT 还可以显示立体结构，也就是 CT 三维重建，这样从不同角度来观察，能更清楚地判断有没有骨折的情况。

听医生这么一解释，小王顿时明白了，随后就去做了 CT 检查，结果发现右外踝有小的撕脱骨折。幸亏做了 CT 检查，否则就麻烦了。还是医生说得对，骨折不是光拍 X 线片就行了，必要的时候还是要做 CT 检查。

（陈增淦）

脚后跟骨折了，医生却说过几天才能做手术

跟骨骨折的前世今生

跟骨或者称为"脚后跟"位于足部最底部并靠后，是足部承受重力最重要的结构，在人体站立行走过程中起重要作用。

在西医的历史里，跟骨骨折被认为是一种诅咒。在18世纪，一对不为世间接受的恋人为了逃避俗世的追捕，只好从高处跳下，跳下时脚后跟着地，导致跟骨骨折。因为这个原因，医学界就把跟骨骨折称为"情人骨折（偷情者骨折）"，指的是损伤的经典机制——从高处坠落。

骨科医生常常把跟骨比喻成煮熟的鸡蛋，外面的骨头像鸡蛋壳一样又薄又硬，而里面的骨头松软，支撑力差。当跟骨受到创伤，外面鸡蛋壳破掉以后，里面的骨头会破碎塌陷失去原有的结构。所以跟骨骨折是一种严重的损伤，如果伤及关节面更会导致关节炎和慢性疼痛的发生。

为什么跟骨骨折不能立即手术？

大多数因骨折就医过的患者可能都有以下相似的经历：骨折住

院后，心疼着自己饱经磨难的肢体，医生却没有马上手术，只给予简单的处理，例如手法复位石膏外固定，支具外固定，皮肤牵引，骨牵引等等，反正等了好几天才手术。有些患者虽然不明其中道理，但能相信医生并理解支持医生的决定，有些患者因伤后情绪紧张，总担心手术晚了会影响骨折愈合和后期康复，对术前的治疗缺乏耐心及信心。

跟骨的解剖结构复杂，并且皮肤软组织覆盖较少，缺乏肌肉覆盖，合并的软组织损伤会对治疗效果产生重要的影响。因此，跟骨骨折的手术时机非常重要。一旦确定跟骨骨折有手术指征，医生往往会建议在伤后 5~7 天左右，脚跟肿胀消退至出现皱纹时再进行手术。日常生活中我们经常会发现手脚单纯扭伤后周围的软组织明显肿胀，通常都会惊呼"我的手（或脚）怎么肿得和馒头一样！"同理，骨折比日常软组织扭伤所受到的暴力要大得多，所以局部肿胀会更加明显，软组织损伤也会更严重。根据相关文献报道在骨折后短时间内局部软组织即可出现肿胀，严重者几分钟就会明显肿胀。一般会在 48~72 小时达到高峰，一周左右才能基本消退。此外，脚跟部位皮包骨，足踝附近软组织覆盖的保护能力差，受伤后脚跟部位软组织肿胀更明显，如果在此期间急于手术，一旦打开皮肤，里面的软组织就会撑爆、溢出，会加重局部软组织肿胀，不利于软组织生长修复，甚至可能造成伤口不能缝合，或虽勉强缝合，但术后非常容易出现皮肤坏死、切口崩裂、瘢痕过大、固定钢板暴露乃至感染的并发症，处理起来相对棘手，因此医生会建议等到安全的窗口期才进行手术。

（梁兵　王会仁）

不太光彩的拳击手骨折

我不是拳击手，为何患上"拳击手骨折"？

有一种手部骨折叫拳击手骨折（Boxer's Fracture），它并不是拳击手专有的，在我们的日常生活中也很常见。

拳击手骨折是常见的手部骨折之一，约占手部骨折的20%，大多为第五掌骨颈的骨折，有时也可以指第四掌骨，由于其常发生在握拳状态下直接创伤所致，因而得名。拳击手骨折多发于活跃的年轻男性，发病率在10~29岁年龄段达到高峰，常发生在优势手。主要见于打架斗殴伤、体育活动及工作中碰撞损伤等。

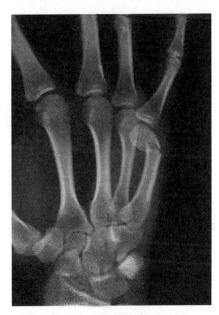

图45　第五掌骨颈骨折 X 线片

发生拳击手骨折了该如何治疗？

针对拳击手骨折要尽早去医院骨科就诊，明确骨折的具体部位以及严重程度，再做针对性的治疗。

治疗一般分为保守治疗和手术治疗。对于保守治疗的拳击手骨折患者，多采用手法复位＋石膏夹板固定。对于少数初期肿胀明显，后期因肿胀消退导致的移位，仍可采用相同方式再次复位固定。一般石膏固定4周后即可拆除，部分需固定5~6周，之后可在医生指导下进行康复功能锻炼。

而对于需要手术治疗的患者，可以行小切口微创或无切口经皮克氏针植入固定术，一般无须切开复位内固定，具体手术方式可根据骨折类型、患者的要求综合分析，采用多种不同治疗方式，先保守后手术，先微创后常规，进行个体化精准治疗。

（梁兵　王会仁）

让人闻风丧胆的骨盆骨折

　　骨盆骨折常见原因大多是因为高能量冲撞引起，比如高处坠落、车祸等原因，是一种严重的创伤骨折。老年人因为骨质疏松和骨盆内韧带退变，在低能量损伤，如平地摔倒时也会发生。

　　骨盆骨折会合并哪些损伤呢？由于骨盆骨折解剖结构复杂，邻近脏器结构多，容易在骨折时一同损伤，导致大血管损伤、腹膜后血肿、膀胱尿道损伤、直肠肛管阴道损伤、头胸腹部脏器损伤、神经损伤等。因此，骨盆骨折常伴有严重并发症，并且往往比骨折本身更为严重。

　　怀疑自己骨盆骨折了该怎么办？在交通事故、挤压伤或不慎高处坠落后，大腿根部、臀部、小腹疼痛，大腿无法活动时要高度怀疑骨盆骨折。尽量不要随意拖拽伤者，立即呼叫120，尽快建立静脉通路输液，进行抢救。在转运过程中，可以使用床单固定或充气式抗休克服临时处理，可以减少盆腔容积，有助于控制出血。

（王会仁）

伤筋动骨 100 天，
四肢骨折术后多休息就行了？

　　张阿姨踝关节骨折，接受了切开复位内固定手术。手术非常成功，张阿姨很快就出院了。出院后的张阿姨听从家人的建议"伤筋动骨100天"，小心在床上休息，不敢下地活动。在休养三个月后，张阿姨却发现自己脚踝僵硬，活动度不够，这给她的生活带来了太多不便，包括走路步态异常，而且因为无法下蹲，上厕所也受到了影响。那么，为什么会这样呢？

　　通常，轻度的骨与关节损伤，经过临床对症处理后，一般不会遗留明显功能障碍。但是严重的骨与关节损伤，绝大多数是需要手术治疗的。术后常见的易造成关节功能障碍的原因主要有：关节肿胀、伤口感染、骨折畸形愈合或不愈合、组织缺损、瘢痕粘连、肌肉萎缩、关节僵硬等。如果术后早期行正确功能锻炼，可显著降低以上大部分并发症的发生率，从而提高手术疗效，达到事半功倍的效果。但一直以来，患者往往忽略了术后的定期随访与功能锻炼。患者术后出院后，由于缺少专业的功能锻炼指导，往往等到功能障碍出现，严重影响日常生活。所以，仅有成功的手术是不够的，还需要术后的功能锻炼，否则再成功的手术，效果也会大打折扣！

俗话说，"伤筋动骨一百天"，因此很多患者在骨科疾病发生后常选择制动损伤部位长达三个月左右。但伤筋动骨100天就是休息制动100天吗？当然不是！其实，古人说的"伤筋动骨一百天"指的是正常情况下，成人骨折愈合完全，大约需要100天。如果术后选择绝对的休息，制动患侧肢体，则会出现上述张阿姨遇到的问题，受累关节虽然愈合，但丧失了功能。换句话说，虽然踝关节骨折是愈合了，但是脚踝无法弯曲了。虽然手指肌腱是修复好了，可手无法握住筷子吃饭了。这也就失去了手术治疗的意义。临床上会遇到很多患者，这些患者由于术后没有得到及时、正确的功能锻炼指导，制动达三个月以上，出现不同程度的肌肉萎缩、活动受限，甚至是关节僵硬。而由于病程过长，错过了最佳功能锻炼时机。

骨折术后患者一定要按时随访，根据医生的指导开展适时的功能锻炼。

那么，张阿姨应该怎么办呢？根据张阿姨的情况，功能锻炼应尽早开始。在术后急性期（3周以内）不宜进行过量地锻炼，以避免伤口相关的不良事件。张阿姨应注意多进行非负重下的关节活动度训练。可通过关节活动度训练尽可能维持踝关节被动活动度，并应用肌力训练或者等速训练仪以改善肌肉力量。随着时间推移，过渡到亚急性期（通常4~8周），此时张阿姨的伤口已经基本愈合。并且经过前一段时间的锻炼，无明显手术部位的感染与疼痛，无明显关节活动度的丧失，此阶段的康复逐渐在第一阶段的基础上，继续增加肌肉力量，改善关节活动度。并且在6周以后，复查影像学资料后，可在医生指导下开始尝试负重训练。9~12周时，张阿姨经过上述两个月的训练后，一切进展顺利的话，逐渐将重点放在增强下肢肌肉耐力以及协调训练上，逐渐增加负重量以及活动量，直至满足个人生活及运动需求，最后张阿姨就可以重新回归家庭生活以及工作。

复位固定，功能锻炼，这是骨折治疗的基本原则。可见手术只占骨折综合治疗的一半。手术治疗可以说只是万里长征第一步，正确的功能锻炼才是从术后到重返正常生活的桥梁！

（石家齐　王世龙）

下肢骨折术后，该怎么吃？

王阿姨在小区遛狗的时候不小心绊倒，导致踝关节骨折，被紧急送到了医院进行治疗。手术顺利，伤口愈合良好，后面恢复得也不错，但是王阿姨复诊的时候却不是很开心，原因是近期体重飙升，还经常肠胃不适便秘严重。经过仔细询问后，医生才得知，原来王阿姨每天三顿就是排骨汤、鸽子汤、鱼汤等换着来，因为无法下地，所以每天基本上就是在床上躺着。由此可见，下肢骨折手术成功，顺利出院只是第一步，后续如何"养好"身体仍有大学问需要去学习。

俗话说，民以食为天，吃饭自古以来就是人民的头等大事。作为手术之后需要调养身体的患者，"食补"更是在患者心中有着无可替代的位置。然而，下肢骨折术后究竟该如何进食方能有利而无害呢？有以下几个方面需要着重关注。

骨折术后，补钙要正确

在传统观念中，提到补钙，或许就会想到骨头汤。但是骨头汤究竟有多少营养，又对补钙能提供多大的帮助呢？骨头里的钙其实是以羟基磷灰石结晶形式存在的，并不能溶于水，即使经历了长时间的炖煮，也很难溶进汤里，并且也不是可以被人体吸收的游离钙。如果我们按照每个成年人每日需要 800 毫克钙来计算，那么估计每天需要喝 300~400 碗骨头汤才可以满足人体对钙的需要。所以，骨头汤并不是补钙之选。同时，动物的骨髓中含有大量的脂肪，随着长时间进行加热烹煮，分散的细微脂肪液滴会被蛋白质所包裹，从而呈现出乳白的汤色。因此白色越浓，并不是钙质越丰富的表现，恰恰是说明汤里的脂肪越多，并且骨头汤里的钠盐和嘌呤都较高，喝多了会影响血脂水平，从而增加患上心脑血管疾病和肥胖的风险。

那么究竟该如何正确补钙呢？

其实每天提高 20% 的蛋白质摄入量，增加食物中摄入的钙和维生素 D，必要时可以补充摄入一定的补剂，尽早回归康复锻炼就足够了。建议骨折术后的成年人根据自身每千克体重 1.2 克的蛋白质摄入标准来安排摄入量，过量地摄入蛋白质反而会使尿钙增加，从而导致钙流失。在日常生活中，科学地摄入奶类、深绿色叶菜、豆制品等这几类富含钙质的食物，其实已经足够满足大多数人对于钙的摄入需求了。根据计算，350 克深色蔬菜 + 300 毫升牛奶 + 125 克粳米 + 100 克粗粮 + 75 克瘦肉 + 75 克鱼 + 100 克老豆腐 + 1 个鸡蛋 = 950 毫克钙。当然，由于下肢骨折术后患者的活动会减少，因此奶类建议选择低脂类，而所需的维生素 D，则可以通过食用动物肝脏、蛋黄或脂肪较丰富的海鱼（鳕鱼、沙丁鱼等）来满足。若膳食补钙存在一定的操作困难，可以选择适当的钙片。当前大部分钙片的主要成分都是碳酸钙和维生素 D_3，根据临床结果，二者联合使用可以有效提高钙的吸收利用率。当然，补钙之前需要关注患者是否同时患有其他疾病。例如，既往肾结石病史的患者在决定使用钙片之前，应科学地评估其肾结石形成的原因，以及是否同时患有高钙血症。此类患者在补充剂的选择上，建议选择枸橼酸钙，因其可能减少肾结石的发生，适用于有肾结石风险的患者。

防治便秘，粗粮蔬菜不能少

下肢骨折后，由于患者往往需要 4~6 周时间才可下地负重活动，这就导致每天大多数时间均为床上静养，活动量大大减少，从而胃肠道的蠕动及消化功能也进一步减弱。并且部分患者可能无法正常使用马桶，每日只能于床上仰卧位排便，会有意识地控制排便，从而减轻排便反射，导致排便困难。与此同时，焦虑、悲观等负面情绪也会进一步加重胃肠道功能性紊乱，从而加重便秘。

饮食结构不科学同样也是导致便秘的重要因素。传统观念中，特别强调进补，因此许多患者会每日大鱼大肉，吃精细的米面，对于粗粮和蔬菜拒之门外。其实这是非常不对的观念。进补固然重要，但是粗粮和蔬菜中均富含了大量的膳食纤维，纤维素体积大，在进入结肠后就开始扮演清道夫的角色，可刺激肠道蠕动，加快大便排泄，防治便秘、痔疮等疾病。

以下是常见的富含纤维素的粗粮及蔬菜。

表 2　常见的富含纤维素的粗粮及蔬菜

分类	食物名称	膳食纤维（克/100 克）
谷薯	魔芋精粉	74.4
	麸皮	31.3
	黑麦	14.8
	玉米糁	14.5
	全麦	10.7
	燕麦	10.6
	大麦	9.9
	麦片	8.6
	玉米（干、白）	8.0
	荞麦	6.5

分类	食物名称	膳食纤维（克/100克）
谷薯	玉米（干、黄）	6.4
	玉米面（白）	6.2
	苦荞麦粉	5.8
	莜麦面	5.8
	玉米面（黄）	5.5
	荞麦面	5.5
	燕麦片	5.3
	小米	4.6
	黄米	4.4
	高粱米	4.3
	糙米	3.5
	玉米（鲜）	2.9
	青稞麦仁	1.8
	甘薯（红心）	1.6
	木薯	1.6
	甘薯（白心）	1.0
蔬菜和药食两用植物	枸杞子	16.9
	辣椒（红、小）	14.6
	鱼腥草（根）	11.8
	玉兰片	11.3
	鱼腥草（叶）	9.6
	黄花菜	7.7
	荷兰豆	7.6
	抱子甘蓝	6.6
	甜菜根	5.9
	根芹	5.7
	苦菜	5.4

续表

分类	食物名称	膳食纤维（克/100克）
蔬菜和药食两用植物	荆豆	5.2
	薄荷（鲜）	5.0
	秋葵	4.4
	空心菜	4.0
	毛豆	4.0
	芥蓝	3.9
	四棱豆	3.8
	紫苏（鲜）	3.8
	藿香叶（鲜）	3.8
	西兰花	3.7
	黄豆芽	3.6
	彩椒	3.3
	车前子（鲜、车轮）	3.3
	胡萝卜	3.2
	蚕豆	3.1
	芦笋（绿）	2.8
	南瓜（栗面）	2.7
	青萝卜	2.7
	豆角（白）	2.6
	莲藕	2.6
	西芹	2.6
	紫背天葵	2.6
	蒜薹	2.5
	豇豆	2.3
	扁豆	2.1
	豆角	2.1
	油菜薹	2.0

分类	食物名称	膳食纤维（克/100克）
	韭苔	1.9
豆类	青豆（大豆）	15.5
	青豆	12.6
	黑豆	10.2
	白芸豆	9.8
	马牙大豆	8.4
	红芸豆	8.3
	红豆	7.7
	豆粕	7.6
	紫花豆	7.4
	黄豆粉	7.0
	绿豆	6.4
	红花豆	5.5
	虎皮芸豆	3.5

进补虽好，不可盲目

很多患者，尤其是老年人，总认为手术会损伤自身的"元气"，因此非常重视进补。然而，由于现今生活条件的改善，各种营养品及高营养的食物的获取十分容易，子女出于孝心也会不断地进行购买。此种情况下，进补常常变得十分的盲目。含糖的点心、高油高脂的食物、精细易吸收的主食、含有大量能量及营养的补剂等纷纷源源不断地进入了患者的口中。长此以往，高血糖、高血脂、肥胖等代谢性疾病很容易就找上了门。

在饮食上建议做到以下几点：多炖、蒸、焯、拌，减少炒菜，控制好油盐；粗粮或全谷物代替精米精面，用鱼、虾和瘦肉代替五花、肥牛和排骨；偶尔可用豆制品作为蛋白质来源；多吃蔬菜，水果不多吃；以下食物尽量不要买给患者：含糖点心，油酥面食，膨化多油的零食，大分量包装的花生、瓜子和坚果，甜饮料等。建议大家，下肢骨折术后合理科学吃，营养适当不盲目。

（张宇轩　章晔）

阳康后骨折处疼痛加剧是啥道理？

隔壁小张今年比较倒霉，三个月前不小心摔了一跤，结果到医院拍了片子是小腿骨折了，但是还算好，医生说骨折不严重，就打了石膏。过了一个月就把石膏拿掉了，然后又挂拐走了3周，总算是基本恢复正常了，骨折的地方也不痛了。更倒霉的是，虽然已经天天戴口罩，尽量不去外面吃饭，还是感染了新冠。发了3天高烧，挺过喉咙剧痛以后，过了一周总算是缓过神来，测核酸也阴性了，现在流行的说法就是阳康了。但是他发现骨折的地方又开始出现疼痛了，有时候还挺痛的。他很紧张，于是赶紧去医院找医生看一下怎么回事。

门诊的王医生很热情地接待了他，告诉他不用紧张，并且给他仔细分析了病情。王医生讲现在这波的奥密克戎毒株毒性并不算很猛烈，所以在感染之后，大部分人都会在一周左右时间阳康。但是阳康之后，人体的抵抗力受影响，所以可能身体原先有的一些病症会复发或加重，特别是对于老年人、有基础疾病的人影响较大。骨折三个月后再次出现疼痛可能是以下情况：一种是骨折愈合后因为新冠的原因导致局部血液微循环出现障碍，从而使得疼痛加重；另一种是局部出现了感染，也有可能导致疼痛加剧；还有一种可能是骨折原先没有完全愈合，感染新冠后愈合过程延迟，同时又伴有骨质疏松等原因，从而导致局部出现了微骨折可能，所以也会使得疼痛加剧。具体什么原因要验血以及必要的时候进行核磁共振等辅助检查来加以明确。

听到这里小张明白了，原来阳康后疼痛加剧原因还挺复杂的。幸亏找到了王医生，这下他放心了。

（陈增淦）

骨折保守治疗绝不是打个石膏那么简单

　　保守治疗是骨折后治疗的一种方式，而石膏固定是常见的保守治疗方法，如果骨折移位不明显，对位对线良好，没有合并神经血管损伤，或通过手法复位可以恢复基本的解剖位置，这些情况可以选择保守治疗，使用石膏来固定制动。

　　石膏固定后需要注意哪些方面呢？首先，在刚刚受伤的急性期，一般医生给固定的石膏都是石膏托，只包绕了受伤肢体的一半，并且垫了柔软的衬垫在皮肤和石膏之间，给受伤肿胀的肢体留下一部分缓冲空间，防止石膏卡压肢体造成缺血情况发生。比如常见的腕部骨折，因为刚刚骨折及复位后，腕关节周围软组织将进入肿胀期，这样做可以给肿胀软组织充分的释压空间，减少石膏压迫皮肤坏死可能。尤其在骨折一周内需要抬高骨折的手腕超过心脏水平以利于组织消肿，2~3天就到医生那边去随访，观察手指的血供和石膏固定情况，必要时需要适当调整。其次，在骨折两周左右，肿胀消退，石膏固定效果减弱，需要及时更换石膏，避免骨折断端移位，一般可更换为固定强度更好的管形石膏，尤其现在应用的高分子管形石膏，轻便透气舒适，更有利于患者康复。在石膏固定期间，需要逐步做握拳动作，减轻肌腱粘连，促进组织水肿消退，有利于更好地恢复手腕功能。

　　另外对于髋关节、膝关节周围骨折、骨盆骨折和多发骨折，保守治疗时还要用一些防止血液过度凝结的药物，比如低分子肝素、利伐沙班等来预防深静脉血栓的发生。

　　在保守治疗时候要按时复查 X 线片，一般在骨折后一周、二周都要到骨科门诊去复查，因为在受伤二周左右肿胀消退后骨折容易移位。一旦发现骨折移位还有挽救的空间，并且发现一些石膏确实没法固定的保守治疗的患者，可以及时给予手术治疗，避免肢体留下残疾。

（王会仁）

为啥医生打的石膏总要露出手指脚趾，"骨筋膜室综合征"须小心

当使用管形石膏或石膏托固定受伤肢体时，露出手指或脚趾是很重要的，原因如下：

（1）监测肢体血供，就像一条河流的下游如果没有问题，那么他的上游自然不会有什么大问题。反之，则需要打开石膏，尽早寻找问题所在。

（2）监测任何感觉的变化，手指或脚趾的麻木或刺痛可能是骨筋膜间隔综合征的迹象，如果你有这些症状，请立即通知你的医生，这很重要。

（3）活动，让手指或脚趾的尖端暴露，可以使该区域有一定的活动性。这对于预防骨筋膜室综合征来说很重要，骨筋膜间隔综合征是一种压力在肌肉间隔内积聚的严重疾病。肢体活动可以通过收缩舒张肌肉来促进动静脉的循环，尤其是下肢静脉血的回流，可以很好地帮助预防骨筋膜室综合征的发生。

（4）皮肤健康，手指或脚趾尖端的皮肤很脆弱，尤其是手指和脚趾的指缝，皮肤娇嫩，如长时间处于密闭不通风环境下，容易破裂产生病变。让它们暴露在外面可以更好地进行空气循环，并可以

防止皮肤受到刺激或感染。

　　上文中多次提到骨筋膜间隔综合征，它是一种严重的疾病，当压力在肌肉间隔内积聚时发生，通常是由于严重损伤或骨折后的肿胀或出血。如不能得到及时的诊治，将导致肢体功能永久性不可逆的丧失，甚至截肢等严重后果。打石膏时为了预防严重损伤或骨折后的骨筋膜间隔综合征，要避免紧绷的绷带或敷料，这可能会妨碍血液流动和增加肌肉室的压力。如果你有石膏，重要的是监测骨筋膜间隔综合征的迹象，如发生严重的疼痛、麻木、刺痛，或无力，应立即就医。

（李若愚　张权）

运动损伤，不再陌生

半月板损伤，我要告别体育运动了吗？

"医生你好，我的磁共振报告说半月板损伤，那我以后都不能参加体育运动了吗？"22岁的大学生小张，拿着刚做完的磁共振报告过来就诊，天生喜爱运动的他最担心的就是这样的问题。

半月板对人体十分重要，它不仅能够稳固膝关节，还有类似于弹簧的减震作用，当我们从高处落下时，半月板能够帮助减少股骨和胫骨间的震动。

不同的半月板损伤需要结合临床症状，采取不同的治疗方法。很多不严重的半月板损伤，可能没有症状。这种情况下，通常患者需要限制活动量，不要进行剧烈运动，无须其他治疗。

如果影像学检查显示半月板有损伤，但平时没有膝关节疼痛、交锁等症状，那么在运动时要尽量避免剧烈运动，或者是对抗性比较强的运动，比如打篮球、踢足球，这样可以导致半月板损伤进一步加重。因为在打篮球时，蹬地起跳回落后，会加重半月板的受压，容易导致半月板损伤加重，而在踢足球时，都会有膝关节扭转的动作，这样很容易导致半月板的再损伤。

在科学合理的指导下，舒缓和康复的运动有助于半月板损伤的恢复，比如游泳。游泳对于半月板没有伤害，而且可以增强膝关节周围肌肉的力量，这样对于半月板的恢复有很好的帮助作用，所以游泳是有半月板损伤最提倡的运动之一。骑空自行车使关节不受力，但是能够锻炼膝关节周围肌肉的力量，对于半月板损伤也有很好的作用。尽量避免快跑、长跑以及频繁跑跳运动，可以进行慢跑或者是散步，这样对于半月板也没有伤害。

所以半月板损伤并不意味着告别体育运动，要选择不剧烈、比较舒缓的运动，不仅不会加重半月板损伤，还可以尽快地恢复。

（阎作勤）

半月板损伤可以自己恢复吗？
缝起来的半月板真的会好吗？

半月板损伤是一个常见的问题。其可能是由许多因素引起的，如衰老，磨损，甚至是创伤性损伤。半月板损伤范围从轻微的软骨撕裂到完全的软骨撕裂。半月板损伤的症状包括疼痛、肿胀、负重困难、咔嚓声或爆裂感，甚至膝关节锁死。

半月板损伤最常见的治疗方法是休息、物理治疗，在某些情况下甚至需要手术以缓解症状。关节休息为半月板撕裂创造一个静态环境，有利于半月板自行愈合，物理治疗可以帮助加强膝关节周围的肌肉和韧带，有利于维持关节的稳定。在半月板损伤严重的情况下，往往需要手术，修复局部撕裂的半月板，切除损伤严重的半月板。

半月板损伤可以自行修复吗？

如果只是半月板轻微的损伤，通常可自行修复，这个自行修复的过程非常缓慢，可能需要长时间地休息和物理治疗。如果轻度损伤没有得到很好的重视和处理，很可能撕裂逐渐严重，出现半月板脱位或者重度的损伤，往往需要手术干预才能康复。我们要因病施治，绝不能一味抱着膝关节半月板可以自行愈合的想法，给以后关节炎的发生造成严重的隐患。

缝起来的半月板真的会好吗？

半月板一旦出现撕裂大家的第一个想法常常是缝起来不就好了吗？但是半月板的缝合跟我们缝床单是不一样的。缝合和愈合是两回事，关系着是否能够恢复半月板生理功能。这取决于半月板不同位置的血供是否丰富。一般来说，外侧半月板外侧 10%~25%，内侧半月板外侧 10%~30% 存在血运。有研究按血供情况对半月板损伤部位进行了分区：

红区—红区撕裂位于周围血管化区域（距离边缘 0~3 毫米），愈合机会最高；无血管内区的白区（距离边缘 5~7 毫米）撕裂愈合潜力最低；中间区（距离边缘 3~5 毫米）的红区—白区撕裂，具有中等愈合潜力，年轻患者愈合可能大。其他因素也会影响半月板的愈合。年龄、撕裂大小、撕裂位置和使用的缝合线类型等因素都会影响成功率。40 岁或更年轻的患者半月板血管条件更好，更有利于半月板愈合。半月板损伤时间小于四周在修补后愈合机会更大。因此，损伤的半月板缝合应咨询医生综合考虑，一味要求缝合撕裂的半月板极有可能不能达到患者的心理预期。

（马易群）

膝关节受伤没骨折就是幸运
——半月板撕裂之殇

在体育运动中，膝关节受伤十分常见，NBA 著名球星德里克·罗斯，我国冬奥会自由式滑雪冠军徐梦桃都曾饱受膝关节损伤的困扰。实际上，普通人膝关节受损更加多见。因为运动员有科学运动方法和保护意识，加上他们的肌肉力量好、反应敏捷，且有专业队医的监护，他们的损伤往往能够及时发现，及时治疗；而对于日常生活中的体育爱好者，或是一些潜在的膝关节损伤高危人群，他们在体育活动中，由于保护意识不够，防护措施较差，非常容易造成关节损伤。

许多患者存在一种认识误区，认为运动受伤只要骨头没事，就问题不大。实际上膝关节作为全身最复杂的关节，它的组成包括关节囊、滑膜、软骨、半月板、韧带等多种关节软组织，它们在关节中发挥了稳定、润滑、营养等关键作用，患者以及经验不足的医生对关节软组织损伤的忽视或漏诊，很有可能最终导致膝关节功能发生严重的不可逆损伤。本期内容我们将介绍现在十分常见的一种膝关节软组织损伤——半月板损伤。

半月板是膝关节股骨髁和胫骨平台之间的两块纤维软骨，你可以理解为膝关节上下骨头之间的两块软垫，它具有缓冲减震，维持关节稳定的作用。剧烈运动、直接暴力、膝关节负荷较重、膝关节韧带损伤后不稳、膝关节发育异常均可导致半月板损伤。

半月板损伤该如何治疗呢？我们有以下建议：

（1）青壮年或运动需求大的患者，只要明确有半月板撕裂，都应及时行关节镜治疗；

（2）对于中老年患者，有明确的临床症状和影像学证据时，都应考虑行关节镜治疗，可以延缓关节退变，避免过早行关节置换手术；

（3）少数半月板边缘的微小撕裂，无明显症状，或对膝关节功能要求较低的老年患者可以选择保守治疗。

半月板成形术即把半月板撕裂后游离突出的部分切掉，修复成平整的圆弧状，同时尽量保留更多的组织。少部分患者撕裂的部位较深，可以在关节镜下将撕裂的地方缝合起来，这样也能保留更多的半月板组织，修复好半月板后顺带清理关节腔内游离的滑膜皱襞，使关节腔更加"清爽"。

总而言之，出现膝关节受伤或长期不适的情况，一定要警惕半月板损伤，及时就医，切不可掉以轻心。盲目地拖延不但会加重半月板损伤，还会造成局部软骨损伤，最终导致膝关节退行性关节炎的提早发生。

（文舒展）

十字韧带的那些事儿

人体的十字韧带是为膝关节提供稳定和运动的基本部分。两条主要的十字韧带，前交叉韧带和后交叉韧带形成一个纵横交错的结构，在膝盖处连接大腿骨和胫骨。这两条韧带一起工作，为膝盖的运动提供稳定支撑并控制它的运动。

当一个人撕裂一个或两个十字韧带时，会引起一系列症状，包括疼痛、肿胀和膝盖移动困难。在严重的情况下，膝盖甚至会变得不稳定。交叉韧带损伤的诊断通常基于身体检查和患者的损伤史。医生会通过体格检查寻找肿胀、压痛、不稳定和膝关节活动范围减小的迹象。除了体格检查外，影像学检查，如 X 线片，CT 检查和 MRI 检查也可用于诊断十字韧带撕裂。

在某些情况下，医生可能还会要求进行关节镜检查，这是一种微创手术，包括使用带摄像头的细管和手术工具查看膝关节内部。在关节镜检查过程中，医生可以更好地观察撕裂的韧带，并在需要时进行修复。

交叉韧带损伤的诊断对治疗和预后都很重要。一个准确的诊断，确保最佳的治疗方案的选择，并减少进一步伤害膝盖的风险。

修复十字韧带撕裂的外科手术通常包括取自己的肌腱替换撕裂

的韧带或用人工韧带重建韧带。术后对患者来说，重要的是进行全面的康复计划，重点是加强膝盖周围的肌肉，提高活动范围和稳定性。

鉴于每个患者的情况和预后都有所不同，有些人可能在几个月内完全康复，而另一些人可能需要一年甚至更长时间。为了从十字韧带损伤中完全恢复，正确的医疗护理和康复是至关重要的。

在康复过程中可以使用各种物理治疗方法，如等长运动、静态拉伸和负重练习。这些运动针对膝盖周围的肌肉，帮助恢复失去的力量，恢复活动范围，提高膝盖的整体稳定性。此外，其他方式，如按摩和电疗，可以帮助减轻疼痛和肿胀。

预防交叉韧带损伤的最好方法之一就是经常锻炼。加强膝关节周围肌肉的力量，有助于提高膝关节的稳定性，降低受伤的风险。此外，涉及大量跳跃或切割动作的运动或练习应谨慎进行，因为这些动作会对膝关节造成过度的压力。（图46）

在参加运动时，穿着合适的装备也很重要。戴上护具或支撑可以帮助降低膝盖受伤的风险。此外，穿有良好抓地力和缓冲的夹板或鞋子可以帮助防止意外滑倒或摔倒。了解自己的极限也很重要，不要太用力。如果你觉得膝关节有任何疼痛或不适，请及时休息。

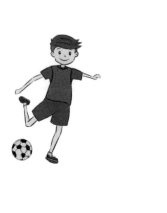
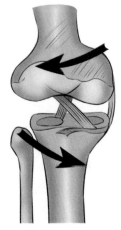

图46　膝关节切割动作的运动

　　综上所述，十字韧带损伤是一种常见的损伤，会严重影响一个人的身体健康和生活质量。然而，通过适当的预防和治疗，完全康复是有可能的。定期锻炼，穿戴合适的装备，了解自己的极限，这些都有助于降低交叉韧带损伤的风险。

（马易群）

微创关节镜，螺蛳壳里有名堂

随着生活质量的不断提高，健身运动在人群中变得非常普及，年轻人喜欢打球、滑雪；老年人喜欢广场舞、太极等等。但是，如果在一场运动后，你的肩关节或踝关节扭伤了一直疼痛不愈，或是打完太极跳完舞后膝关节疼痛，不能上下楼梯……这时候人们会选择去看医生，而医生在完善必要的检查后可能会告诉你，你的伤病需要通过"关节镜"手术进一步检查与治疗。

医生通过在患者关节部位切开"钥匙孔"大小的口子，将关节镜置入关节内，借助它可以直接观察滑膜、软骨、半月板与韧带，同时可应用器械进行相应的检查和治疗。因此关节镜手术又被称为"钥匙孔"手术，以诊断率高、创伤小、恢复快为特色。

哪些关节伤病适用于关节镜诊疗？

关节镜诊疗技术不仅可应用于肩、肘、腕、髋、膝、踝等大关节，也可应用于掌指、指间关节及颞下颌关节的小关节疾病的诊疗。

以膝关节镜为例，几乎所有关节腔内病变均可通过关节镜检查并在镜视下手术治疗。

（1）关节内损伤：常见的有半月板损伤、半月板畸形（如盘状半月板）、交叉韧带断裂、关节软骨损伤、胫骨平台骨折等。

（2）关节内病变：如痛风、类风湿关节炎、骨关节炎引起的滑膜病变；关节游离体；关节内肿瘤（滑膜巨细胞瘤、滑膜软骨瘤病）；腘窝囊肿等。

关节镜诊疗技术有哪些优点？

关节镜诊疗的主要优势在于"微创"：

（1）具有创伤小、出血少，真正的微创手术，符合美观要求；

（2）诊断更明确、手术更精细、组织损伤小，痛苦少，安全性更高、手术并发症少；

（3）术后关节功能恢复快，早期下床，患者短期内可以恢复正常的生活状态；

（4）住院时间短，缩短整个病程，节省经济费用；

（5）可施行以往开放性手术难以完成的手术，如半月板部分切除术等。

当然，没有任何一项技术是十全十美的。关节镜诊疗也有关节腔内出血、继发感染、血管损伤、关节软骨面损伤等潜在并发症风险。但只要是经过正规训练并有经验的医生进行操作，可以将上述风险降到很低。

总之，如果运动损伤后关节症状持续不缓解或发生不明原因的关节肿痛持续不愈，应该选择看医生进行必要的检查，而"钥匙孔"（关节镜）手术是关节损伤和疾病的有效诊疗手段，是帮助关节伤病康复的"健康之友"。

（马天聪）

周末运动警惕跟腱断裂

　　2008 年奥运会的 110 米跨栏比赛中，飞人刘翔在万众瞩目下却意外退赛，引得全民叹息，原因竟是刘翔不幸遭遇了跟腱断裂。其实跟腱断裂是最为常见且严重的运动损伤之一，随着全民体育运动的兴起，跟腱断裂也逐渐被重视起来。

　　跟腱，是小腿后方延伸至足跟的一条肌腱，作为人体中最粗壮的肌腱，跟腱在足部发力过程中起到了重要作用，如果跟腱损伤或发生病变，则会造成踹脚无力。过大的瞬间发力或者是长期的慢性损伤都有可能造成跟腱的断裂，从而造成患者的日常活动受限，因此运动员也就成为跟腱断裂的高危人群。

　　国外报道的跟腱断裂年发病率在（2~40）/10 万人，且呈现逐年升高的趋势。随着国人健身运动逐渐普及流行，跟腱断裂也越来越常见。运动是目前最为常见的造成跟腱断裂的原因，在不同国家报道的病因中占据 60% 以上。依据复旦大学附属华山医院骨科的统计，上海地区 83% 的跟腱断裂都和运动相关。其他常见病因包括慢性腱病、外伤等。

　　运动相关的跟腱断裂主要发生在中年人群（30~55 岁），目前以男性居多，但女性发病率也在逐年攀升，这可能与男女性参与运动的比例相关。不同国家地区中运动偏好不同，使得引起跟腱断裂的运动种类也有所不同。上海地区最为常见的运动：篮球、羽毛球、足球，在跟腱断裂的相关运动中占比高达90%（图47）。调查统计发现在这些运动中往往引起跟腱断裂的动作包括加速、起跳、落地和急转弯。这些运动和动作往往涉及跟腱瞬时剧烈收缩，从而产生强大的足跖屈力，或者是在跟腱收缩状态时的突然牵拉，从而造成了跟腱断裂。受伤时，患者往往描述为"像被人踢了一脚""啪的一声"，之后出现足跟上方轻至中度疼痛，脚踝无法活动，此时需要到医院及时就诊，进行手术治疗，或者在康复医师的指导下进行石膏固定治疗。

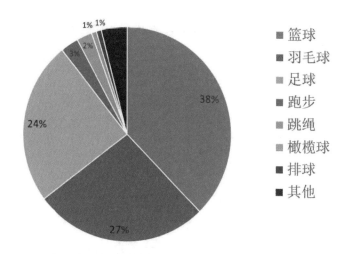

图47 上海常见的造成跟腱断裂的运动种类：篮球、羽毛球、足球等

我国跟腱断裂的典型高危人群是中年男性，他们在工作日运动量较少，而在周末时会进行强度较高的球类运动，被称为"周末运动员"，容易引起跟腱断裂。这警示我们，日常运动较少时，要避免周末或空闲时间进行剧烈运动，而是要循序渐进，逐步提高运动强度。热身运动在理论上可以增加跟腱的承受和延展能力，研究也证实了热身运动可以减少短时间内剧烈运动引发的跟腱断裂风险。据

统计，不少患者在跟腱断裂前就已经出现跟腱疼痛不适的表现或既往存在跟腱病史，然而没有及时诊治，增加了受伤风险。如有足跟不适应及早就诊处理，减少运动中跟腱断裂的风险。

（曹圣轩）

足踝的那些事儿

踝关节扭伤无小事，初次处理很重要

踝关节扭伤在日常生活中很常见，踝关节扭伤后最好不要"自己治"，而应及时就医（图48）。

踝关节扭伤后，如果肿胀、疼痛不是很明显，有些人就认为没啥大问题，并不当回事。错失了正规处理的"黄金时间"，很容易再次扭伤、反复扭伤。

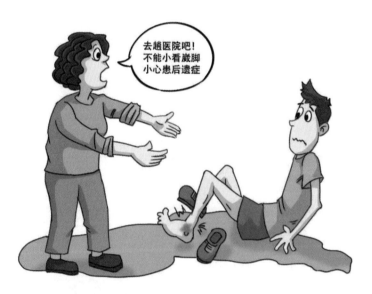

图48　踝关节扭伤后最好不要"自己治"，而应及时就医

188

因此，一旦扭伤后，第一次的处理非常重要，尤其是初次扭伤后的3~4周。一旦过了这个"时间窗"，就会成为慢性扭伤，病理性的恶性循环建立之后，就很难再重建正常功能。所以，对于踝关节扭伤，无论轻重，都建议到专科医生处进行规范治疗。

踝关节扭伤时，往往会损伤韧带，最常见的是距腓前韧带。顾名思义，距腓前韧带的一端附着在距骨上，另一端则附着在腓骨下端。它虽然只是一条很小的韧带，但是在踝关节任何活动范围内都保持着一定的张力，起到稳定踝关节的作用（图49）。

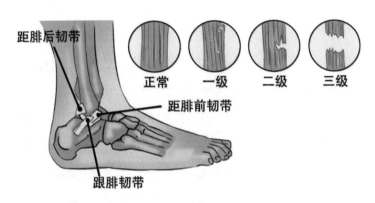

图49 距腓前韧带的位置，扭伤后按照损伤严重程度分级

距腓前韧带是一条特殊的韧带，由特殊神经支配，这一神经具有本体感觉功能，走路时可以感知路面的深浅、平整状况、软硬程度等，据此调节力的强度和方向。比如，正常人在黑暗的地方或者闭起眼睛走路时无法看清周围景物，但是双脚可以感知地面的平整与否，是烂泥地、石子路还是平坦的道路，并根据路面情况来调整机体的平衡。这些就是依靠距腓前韧带以及踝关节周围的肌肉、神经支配来发挥作用的。一旦韧带损伤，神经反馈机制被破坏，调控能力下降了，这类患者就不敢在夜晚或者黑暗看不清的环境下行走。

很多人以为，只要没有骨折，踝关节扭伤就不要紧，事实上韧带损伤造成的危害并不比骨折小。

据统计，踝关节扭伤者 50% 以上都不需要手术治疗，通过规范的康复训练可以恢复正常功能。既往是 RICE 原则：休息（Rest）、冰敷（Ice）、加压包扎（Compression）、抬高患肢（Elevation），现在更倾向于 POLICE 原则，在原来的基础上增加了适当负重的理念：休息、保护踝关节（Protect）、适当负重（Optimal Loading）、冰敷、加压包扎、抬高患肢。

另外将近 50% 的患者如果通过专业的标准评估后确诊为慢性踝关节不稳者，保守治疗无法达到理想的效果，需要通过手术解决问题。目前多采用微创手术方式，比如关节镜手术对损伤的韧带等进行修复。当然，术后也应重视康复治疗，特别是神经反馈机制的康复训练。有些患者术后直到拆线才到医院就诊，其间在家休息完全没有进行康复训练，对后期的康复就会产生不利影响。

扭伤后不能一动不动，一定要在可承受能力范围内进行负重训练，这个时期适当活动有利于韧带的恢复，更重要的是建立正常的神经反馈机制。如果一个月不动，神经反馈机制消退，肌肉萎缩，甚至骨质疏松，一个月后再活动时，就会面临关节牵拉、肌肉粘连等一系列阻碍。

早期无痛的功能康复理念非常重要，可以通过止痛药或者物理止痛（比如理疗、微波治疗控制水肿，缓解疼痛）等手段，让患者能够接受并顺利进行早期康复。

早期康复有规范的流程，要由专业医生指导，进行踝关节活动度、肌力、本体感觉和平衡训练。不同患者病情轻重程度不同、恢复能力不同，建议积极随访，在专科医生的指导下进行科学的循序渐进的康复训练。医生会给出专业的康复治疗方案，但是不能随时随地监督患者进行，所以在整个治疗过程中，患者要积极配合医生，并在医生指导下主动进行康复训练。

踝关节损伤的治疗并不是单纯的骨科治疗，而是需要骨科、康复科、理疗科、心理科等多学科协作，以及患者的积极配合，医患之间反复沟通，根据患者的反馈随时调整治疗方案以促进顺利康复。

　　慢性踝关节不稳的患者大多会有情绪改变，所以，治疗不能仅限于踝关节局部，还应重视脑功能支配区的整体康复，才能根治。治疗如果过于局限，疗效可能会受到一定的影响。

（王旭）

崴脚没有骨折就不用固定吗？

　　说到人体最容易损伤的关节，踝关节一直位居前列。踝关节是人体负重位置最低、具有旋转与前屈等功能的重要关节，也可视作人体运动的一个软肋窗口，犹如古希腊神话阿喀琉斯之踵的传说。

　　前面讲到踝关节扭伤后要重视治疗，大家都知道如果踝关节受伤较严重出现骨折，一般来说需要手术或至少石膏固定。而医院里拍片子没有显示骨折时，大家往往觉得问题不大，休养几天即使踝关节仍然还有些疼痛也就正常行走运动了。其实这样的想法是有问题的。

　　当踝关节内翻或者外翻出现扭伤时，往往会有扭伤牵拉侧的骨质或者韧带的损伤。损伤侧同时出现骨折或者韧带损伤的可能性比较低。但是即使没有骨折，韧带损伤也非常常见。轻度的韧带撕裂伤往往只会导致韧带局部的水肿，但是韧带主体的连续性没有改变，因此，只要保持踝关节休息一段时间会逐步康复。但是如果韧带撕裂比较严重，甚至完全断裂的话，如果不能打石膏或者应用支具保证踝关节的绝对制动时，韧带损伤很难愈合。即使是韧带没有完全断裂，过早地参加体育锻炼或者过度行走的话，仍有可能加重韧带损伤程度。由于骨折愈合和韧带损伤愈合，都需要保持一个相对静止的恢复状态，使它有一个愈合的条件，即能保证断端之间相互接触才能够尽快愈合。如果反复活动，断端对接不良，则难以愈合。延误治疗最佳时间，使关节的稳定性与预后大受影响。这样，即使受伤几个月以后仍然会出现踝关节的疼痛，或者在走石板路，或者地面凹凸不平时容易再次崴脚。同时，及时地固定、患肢抬高、局部冷敷也有利于扭伤踝关节的消肿。

因此，在踝关节受伤后出现肿痛严重，即使没有发现踝关节的骨折，也建议及时进行支具固定。正确使用支具，能尽早恢复性锻炼或运动，能够限制踝部左右活动、提供局部有效缓冲；对踝关节损伤的部位具有减轻压力的作用；使用后能有效减轻临床症状，缓解疼痛，促进骨折愈合及损伤软组织恢复，达到增强治愈的作用。

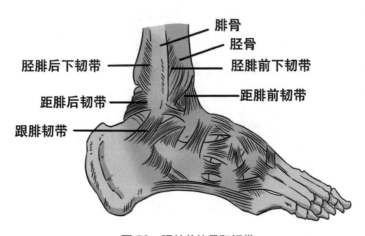

图 50　踝关节的骨和韧带

（马易群）

又丑又痛的"大脚骨"，
发现脚上拇趾外翻怎么办？

高跟凉鞋、bling bling 的指甲油，总是爱美女性的需求，但很多人低头看看有点畸形的大脚趾，根本不敢露出来啊！

其实，这个畸形脚趾不仅仅是美丑的问题，临床上称为拇外翻，俗称"大脚骨"。拇外翻是足踝外科门诊中非常常见的一种疾病，也是引起足部不适、影响步态的主要疾病之一。今天，我们就跟大家详细地聊聊拇外翻相关的那些事儿。

拇外翻有哪些症状？

拇外翻就是大拇脚趾向外翻，伴有大拇脚趾近端内侧的骨性突起（图 51）。同时，很多患者的患足会出现锤状趾、叠趾、足底老茧等一系列改变（图 52）。

拇外翻最常见、最主要的症状就是疼痛，这也是绝大多数患者来医院就诊的主诉。疼痛的部位因人而异、因病情而异，可能出现在足底老茧处、拇囊处、锤状趾背侧、锤状趾近端等等。这些疼痛，尤其是足底老茧处的疼痛，常会在行走后明显加重。此外，拇囊、锤状趾背侧这些穿鞋容易摩擦的部位，会因为行走时的不断刺激而出现红肿，甚至溃疡。

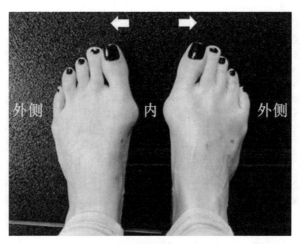

图 51　拇外翻畸形外观

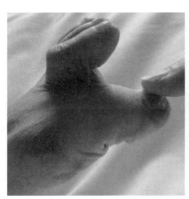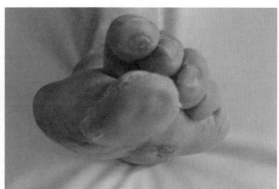

图 52　拇外翻畸形常常伴有锤状趾、叠趾、胼胝等改变

拇外翻有哪些原因?

　　女性拇外翻发病率高于男性,文献报道男女发病率比例在 1∶2 至 1∶3 之间。拇外翻的确切病因尚不清楚。不过,研究发现,超过六成的拇外翻患者有家族史,所以绝大部分研究者认为,拇外翻是一种有遗传倾向的疾病。尤其是母亲患拇外翻是女儿患拇外翻的一个重要的遗传因素。

　　外部因素中,一个最重要的因素是鞋子,尤其是前足设计比较窄的鞋子,例如高跟鞋(图 53)。

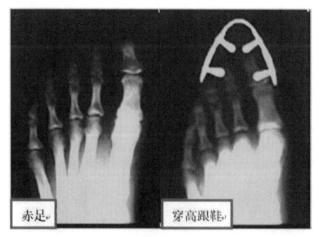

图 53　同一只脚穿高跟鞋后表现出拇趾外翻

综上，如果你是一个爱穿高跟鞋的女生，并且你的母亲甚至外婆患有拇外翻，那么你就要时刻注意了，定期检查自己是否有拇外翻。

拇外翻有哪些影响？

有些患者认为，拇外翻就是脚部畸形，除了穿鞋难看一点，没什么大的危害。但拇外翻足由于伴有第一跖骨的内翻，从而导致第一跖骨在负重时的有效长度缩短，这使得中间跖列过度负重。长此以往，这种生物力学的紊乱会更加严重，一方面导致畸形愈演愈烈，另一方面，中间跖列会承受过多的负重，从而产生跖痛症，也就是前脚掌中间部分出现疼痛、鸡眼与胼胝。

行走时的疼痛会严重影响患者的步态，从而无法正常行走，影响生活质量。同时异常的步态还会加重踝关节甚至膝关节的磨损，从而导致更严重的问题。

怎样治疗拇外翻？

针对拇外翻不同病理改变的各种支具，已被研究证实能够有效缓解症状，并延缓拇外翻的病程。比如纠正拇指外翻畸形的日夜用拇外翻矫形器；恢复前足足横弓形态、抬高中间跖列的跖骨垫；纠正锤状趾畸形的锤状趾套，等等（图54）。

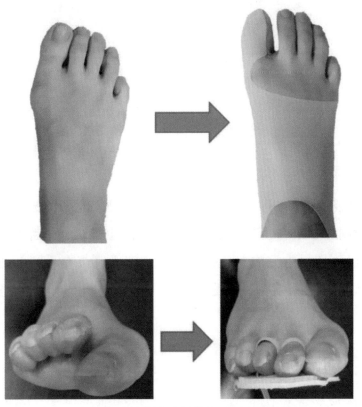

图54 用各种合适的矫形支具矫正轻度的拇外翻畸形

这些形形色色的支具被足踝外科医生使用在暂时不需要开刀的患者脚上，可以有效地帮助患者恢复正常的行走步态，减轻疼痛。当然，对于保守治疗无效，或畸形已经较严重的患者，如：第一跖趾关节脱位、严重的叠趾畸形等，手术治疗是纠正畸形、恢复正常生物力学的最有效办法。拇外翻的术式多种多样，从单纯软组织手术到跖骨截骨术，再到跖趾关节融合，医生会根据患者的病情选择合适的手术方式，帮助患者恢复健康（图55）。

值得一提的是，对于拇外翻手术，充分地松解软组织，充分地

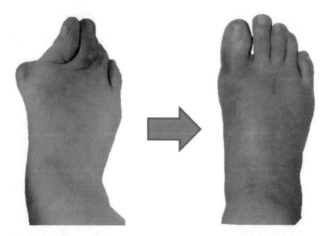

图 55 复杂严重的拇外翻需要通过手术矫正

暴露截骨区域，是手术成功的关键。当然随着手术技术的不断发展，"微创"手术也逐渐流行，有经验的医生可以利用特殊的器械在很小的微创切口中完成上述操作。但建议大家去有足踝专业医生的医院就诊，千万不能盲目相信社会上一些简单追求微创的虚假宣传。

怎样预防拇外翻？

预防拇外翻最主要的一个措施是选择合适的鞋子。尽量选择前足脚趾区域比较宽松的鞋子，而不要选择前足很紧，脚趾挤到一起的鞋子。有些女性朋友因为工作原因，必须要穿高跟鞋，该怎么办呢？这里建议你，夜间睡觉时，可以预防性地佩戴分趾垫甚至矫形作用弱一点的拇外翻矫形器，来预防拇外翻的发生。尤其是对于有家族史，并且常穿高跟鞋的女性，尽早开始预防非常必要。拇外翻看起来只是一个足趾的畸形，实际上涉及复杂的生物力学和解剖学改变。所以，一旦发现自己有类似拇外翻的症状，一定要及早就医，寻求专业人士的帮助。

（耿翔）

我家孩子"扁平足"怎么办?

我的孩子有没有平足?

有不少年轻的爸爸妈妈带小朋友来医院咨询,往往问的首先并不是平足,而是脚后跟外翻,走路的时候脚趾老向外撇,俗称"外八字"步态。爸爸妈妈会觉得很不美观,但是具体什么原因呢,有没有足部疾病呢?年轻的爸爸妈妈很焦虑,但是大部分人并没有这个常识。其实,这就是"平足畸形"(图56)。

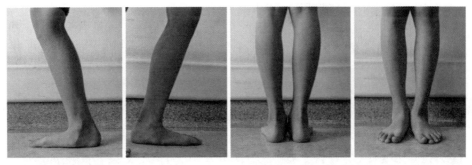

图 56 双足的平足畸形:足弓塌陷,同时,两侧的脚后跟外翻,前脚掌撇向外侧,走路的姿态脚掌就像鸭子的掌蹼

"平足"从字面意思来解释,就是足弓不够高,或者足弓塌陷了。

足弓塌陷发生在足的中部，但是平足一旦加重，就会对前足、后足的结构都产生影响，这在先天性平足的小朋友中尤为明显。因此，很多家长没法识别出小朋友的平足畸形，而是更为直观地察觉到脚后跟的外翻与走路的"外八字"步态。

儿童青少年平足产生的原因和对生长发育的影响

儿童青少年平足大多为先天性平足，和遗传因素有关，还有一部分是骨骼本身的先天性发育异常引起的。平足的小朋友在初次就诊的时候，拍一张 X 线片子来排除骨骼本身的异常是必要的。一部分青少年平足是后天加重的，这部分平足和胫后肌腱功能不全有关。

足是人体行走的基石，平足的形态除了影响我们运动的减震、足部肌腱疲劳与足部关节易于损伤之外，还影响我们站立行走的力线与姿态。现有的研究结果显示，平足往往伴随着后跟外翻，这就导致了小腿与大腿骨骼的过度内旋，进而影响膝关节的站立姿态，甚至向上引起骨盆与脊柱的前倾。有的小朋友走路的时候，父母感觉怎么老是低着头含胸驼背的，脱鞋看看，也有可能是平足引起的。

儿童青少年平足症的早期干预措施

6~8 岁以下的儿童足弓尚在生长发育阶段，对于无症状的平足无须任何治疗。

当患儿出现症状时，我们建议在医生的指导下开始穿戴矫形支具。足弓垫未必能够"矫正"平足骨骼的形态，但能够显著改善儿童的行走步态以及脊柱、髋膝关节与人体整体力线的生长发育。

距下关节制动术近 20 年来在我国逐渐开展成熟，总体来说，获得了令人惊喜的满意效果，逐步获得学者们的广泛认可。距下关节制动技术以不破坏骨骼的方式限制脚后跟外翻，同时抬高距骨头，

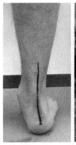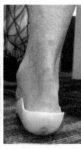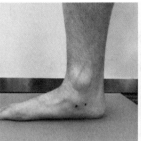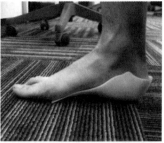

图 57　一例青少年平足，上图显示脚后跟外翻，足弓塌陷。采用 3D 打印的定制鞋垫后，足弓的形态与后跟外翻都获得显著的改善

从而改变足部整体骨骼的位置与形态。但是，这项技术有年龄的限制，只适用于 8~14 岁的儿童，如果过了这个年龄，足部"可塑性"就会减弱，不适用于这项"微创技术"了。

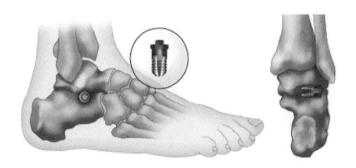

图 58　用微创的方式在后足植入一枚直径约一厘米的"距下关节制动器"

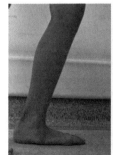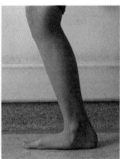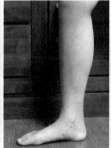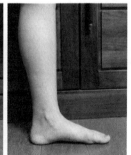

图 59　一名 10 岁的小朋友，双足距下关节制动器植入两年后，足弓形态与术前有了的显著变化

　　成年平足症关节和骨骼已经定型了，平足不同的阶段应采用不同的干预措施，目的就是矫正畸形和解决疼痛，不同的患者有不同的要求。选择合适的干预时机和治疗方法应该寻找对足部疾病有经验的医生进行。

（陈立）

脚底板疼痛阻拦了踏青的脚步
——跖腱膜炎怎么办？

春暖花开、万物复苏的三月，最适合出去踏青游玩，但很多人害怕走着走着，脚底板就开始痛起来了，根本迈不开步子啊！

其实，这种行走后足底疼痛的问题，临床上称为跖腱膜炎或足底筋膜炎。跖腱膜炎是足踝外科门诊中非常常见的一种疾病，也是引起足部不适、影响步态的主要疾病之一。今天，我们就跟大家详细地聊聊跖腱膜炎相关的那些事儿。

为什么感觉脚底后部疼痛？

引起足跟疼痛的原因很多，四大常见病因为：跖腱膜炎、神经卡压、跟骨脂肪垫萎缩、跟骨应力骨折。跖腱膜炎是最常见的引起足跟疼痛的病因，大约占85%。

什么是跖腱膜？怎么会引起疼痛？

跖腱膜是足底的一层筋膜，起自跟骨结节（足跟处）向前有五个止点的扇形纤维组织，起维持足的纵弓、缓冲震荡的作用。长期站立、行走、强负荷运动增加跖腱膜张力可能会引起跖腱膜局部炎症，导致足底或足跟疼痛。

跖腱膜炎的症状及病情进展情况

跖腱膜炎的最主要症状就是足底和足跟疼痛。具体表现为刚行走时疼痛较重，进一步活动后有所改善，长时间后又加重。跖腱膜炎发病初期，在连接脚跟和脚前掌的带状肌腱和韧带上会出现细微裂痕或炎症。许多患者在变换体位，通常早上初次着地或久坐之后站立，痛楚会特别厉害。炎症维持越久疼痛越厉害，疼痛的地方往往是脚内侧，有时蔓延至脚心处。初期是一只脚疼痛，而后是两只脚都痛，让人痛苦不堪。这种情况可能是暂时的，但如果不引起重视，很容易造成膝关节、腰部、背部疼痛。

怎样治疗跖腱膜炎？

确诊跖腱膜炎以后，用适合的治疗手段来治疗，或是延缓疾病的进展是必要的。"是否一定要手术"是跖腱膜炎患者最关心的一个问题。手术治疗是从根本上去除病因的最有效办法，但对于一个跖腱膜炎患者，适不适合手术、需不需要手术就因人而异了。目前主流的观点以及大量研究认为，初诊的跖腱膜炎患者，绝大多数是不需要手术的。那么除了吃止痛药，还有什么有效的措施吗？

研究发现，跖腱膜牵拉锻炼可以有效地改善跖腱膜炎患者的足跟疼痛症状，以及足跟疼痛发生的频率。跖腱膜牵拉的动作十分简单易操作：将要牵拉的一侧足以跷二郎腿的姿势架在另一侧大腿上，一只手握住足趾缓慢往足背侧拉伸，拉伸至足底有紧绷的感觉时，维持30秒，然后慢慢放松（图60）。我们推荐的锻炼流程如下：第一个月每天锻炼5次，每次20分钟。第二至第六个月每天3次，每次15分钟。通常这样锻炼6周后能缓解50%，12周后能缓解75%。

除了跖腱膜牵拉锻炼，矫形鞋垫也可以起到缓解症状的作用，这种特殊鞋垫可以支撑起足弓，一定程度上降低足底跖腱膜的张力（图61）。

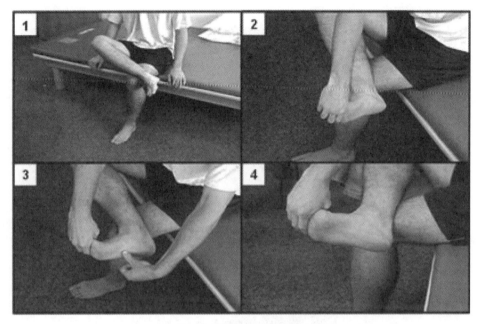

图60　跖腱膜牵拉动作

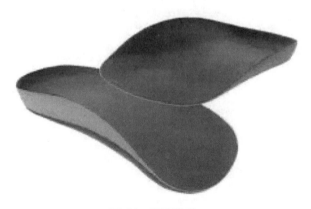

图61　矫形鞋垫

上述这些措施通常都可以有效地帮助患者减轻疼痛，恢复正常的行走步态。当然，对于保守治疗无效或症状已经较严重的患者，手术治疗是根除病因，改善症状的最有效办法。治疗跖腱膜炎的术式多种多样，从开放跖腱膜部分松解到内镜下跖腱膜松解，医生会根据患者的病情选择合适的手术方式，帮助患者恢复健康。

怎样预防跖腱膜炎？

说了这么多跖腱膜炎的症状、治疗，可能有读者会问，对于没有跖腱膜炎的正常人，平时要注意什么来尽可能降低跖腱膜炎发生的风险呢？在这里告诉大家，预防跖腱膜炎最主要的一个措施就是上文提到的拉伸锻炼，即在长时间行走、重负荷运动前后，充分地拉伸跖腱膜。

（王晨）

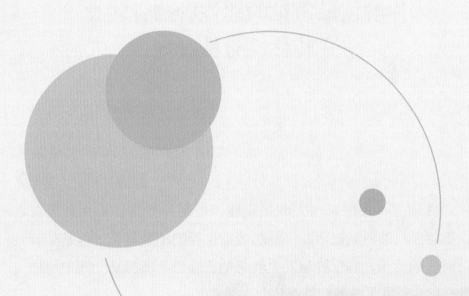

No. 1656807

处方笺

常见骨肿瘤
热点问题

医师：＿＿＿＿＿＿＿＿＿

临床名医的心血之作……

脊柱转移瘤

为你解读最常见的恶性肿瘤骨转移
——转移性脊柱肿瘤

恶性肿瘤一直以来令人闻风丧胆，也是一直高居十大死因首位。随着医疗的不断进步，癌症患者的生存期不断延长，但是随着存活时间的延长，恶性肿瘤发生转移的机会也不断提高，其中脊柱是恶性肿瘤最常见的骨转移部位。

转移性脊柱肿瘤的概述

癌症患者中癌细胞转移至骨头的机会仅次于肺和肝脏，而脊柱是最常见的骨转移部位，以胸腰椎相对多见。脊柱转移瘤多见于中老年人，40~60 岁人群组占发病患者群的 50% 以上。主要症状为肿瘤引起的炎症和牵张骨膜所导致背部的夜间 / 清晨痛；也可表现为与运动相关的机械性疼痛；若肿瘤侵及脊髓或神经根则引起相应神经支配区域的神经症状：神经痛、麻木、无力甚至瘫痪。临床上根据病史、临床症状、体征、影像学检查，结合实验室检查，必要时在 CT 引导下行穿刺活检可明确诊断。治疗目的在于缓解症状，提高生活品质，全面评估后由多学科协作组制定包括手术、放疗、化疗和生物治疗等综合治疗措施可提高疗效。

转移性脊柱肿瘤的常见症状

与肿瘤有关疼痛：主要表现为夜间痛或清晨痛，且一般在白天因活动而缓解。这种疼痛可能是炎性介质或肿瘤牵张椎体骨膜所致。应用小剂量激素对这种疼痛有效。对肿瘤进行确切地放疗或手术可以解除这种疼痛。治疗后疼痛的复发预示着肿瘤的局部复发。

机械性疼痛：表现为活动受限和运动相关性疼痛，坐位或站立位增加了脊柱的纵向负荷从而使疼痛加重。该疼痛源于脊柱的结构破坏，如病理性骨折导致脊柱的不稳定。此外，若患者出现压缩骨折造成后凸畸形，卧位时会伴发严重疼痛，患者往往须坐位睡觉；而胸椎的病理性骨折如果肿瘤没有侵犯后侧附件，其所致疼痛通常持续数天后可缓解。可以用麻醉性镇痛药或外部支具缓解疼痛。

神经症状：20%以上的脊柱转移患者就诊时伴有神经损害。转移灶浸润椎体造成强度下降，椎体塌陷，肿瘤组织或骨碎片随之侵入椎管，这是脊髓或神经根受压最常见的原因。神经损害发生的时间对判断预后有重要的意义，同时也有助于确定实施干预的紧急程度。

原发肿瘤及全身症状：对于部分晚期脊柱转移瘤，除了转移灶和原发灶的症状外，还可能有全身恶病质征象。

转移性脊柱肿瘤的常规检查

放射学影像检查：X线、CT、MRI等放射学检查尤其MRI是脊柱肿瘤最重要的检查。有肿瘤病史且最近出现局限性背痛患者，无肿瘤病史但背痛持续6周以上且一般保守治疗无效患者，都应行怀疑部位的X线检查。如平片显示明显破坏，应再行MRI和三维CT检查以显示椎体及神经受累程度。如平片显示正常，应行MRI检查以除外病灶或确定病灶位置。有脊髓压迫症状时须行MRI检查或脊髓造影确定受压平面及程度。

同位素扫描：ECT、SPECT–CT、PET–CT 等同位素扫描对恶性肿瘤，尤其对转移瘤的早期诊断帮助较大，且对制定治疗策略及判断预后有较高价值，是恶性肿瘤常规检查项目。

活体组织检查：CT 引导下穿刺活检成功率高，病理检查结果为确诊标准。推荐术前常规采用。

转移性脊柱肿瘤的保守治疗

转移性脊柱肿瘤的治疗应由多学科协作组（MDT）共同商讨制定治疗方案，经全面评估后制定包括手术、放疗、化疗和生物治疗等综合治疗措施可提高疗效。脊柱肿瘤的治疗不应干扰原发肿瘤部位的治疗，除非有立即的危害。保守治疗目标是缓解疼痛和恢复或维持脊柱稳定性和改善或维持神经功能。

药物镇痛：轻到中度患者首先使用非阿片类镇痛药如非甾体抗炎药，若最大剂量仍不能止痛则应加入可待因或氢可酮类药物。中到重度疼痛的患者可给予麻醉药物和非甾体抗炎药。对于顽固性疼痛的治疗，可采用多种给药方式使用阿片类药物，包括经皮方式、经直肠方式和持续皮下或静脉静滴，以及硬膜外或鞘内注射方式等。

抑制骨破坏药物：已有的研究与临床实践表明，双膦酸盐及地舒单抗能够阻止骨溶解，减少肿瘤骨转移患者病理性骨折等骨骼相关事件发生并能缓解骨痛。

支持治疗：具体包括维持水、电解质酸碱平衡，增加营养等治疗。

化疗：根据原发肿瘤病理类型选择敏感化疗方案。

生物治疗：根据原发肿瘤病理基因类型选择靶向或免疫等生物治疗方案。

转移性脊柱肿瘤的手术治疗

随外科技术进展，手术治疗可提升患者的生活品质，减少疼痛、焦虑、抑郁。近年来，脊柱肿瘤的手术治疗无论在观念、方法、疗效上都有了很大的进步，显著改善患者神经功能并提高总生存率，明显降低局部复发率。手术应该经 MDT 团队讨论，综合评估年龄、一般状况、肿瘤类型、肿瘤侵犯部位、局部稳定性和脊髓神经功能情况等，结合患者及家属意愿制定精细化的阶梯手术方案。

脊柱转移肿瘤的预防及注意事项

转移性脊柱肿瘤不能完全根治，转归取决于肿瘤的部位、范围、数目和病理分级。此外，手术切除肿物的方式也与复发率和生存率有一定程度的影响。那么如果已经有原发癌症的患者如何预防脊柱转移以及脊柱转移了该怎么办呢？

（1）日常生活中避免接触放射线、有机化合物、烟等致癌物质，若已确诊癌症，则应做详细检查是否有脊柱转移；若无应警惕脊柱转移的征兆，一旦出现立即就医。

（2）患者应避免过度的体力活动，保持良好姿势，注意背部疼痛的变化以及是否有脊椎不同部位出现新的疼痛；是否逐渐加重且出现无力、发麻、刺痛、感觉改变等现象。

（3）定时服用医生开具的药物，若实行手术则按医生指示做术后康复活动和保持伤口清洁干燥。

（林红）

肿瘤脊柱骨转移还有手术价值吗？

当今社会，恶性肿瘤的发病率越来越高，已经成为威胁人类生命的"第一杀手"。我国每年新发恶性肿瘤病例数超过400万，随着肿瘤外科技术的发展以及各种日新月异的靶向药等抗肿瘤药物、先进的立体定向放射治疗（SRT）等放疗技术的广泛应用，肿瘤患者带瘤生存期显著延长，肿瘤发生脊柱骨转移机会也随之大增，并且几乎所有恶性肿瘤都可能发生脊柱骨转移而严重影响患者的生活质量和寿命。75%的脊柱转移瘤患者继发于乳腺癌、肺癌、肾癌、前列腺癌、甲状腺癌等常见恶性肿瘤。而肿瘤一旦发生脊柱转移，既往大众普遍认为已是疾病晚期。很多医生认为脊柱肿瘤手术难度大、风险高，是医学领域的"雷区"。故此很多人就认为"没救了，不能治了"，失去了手术价值。然而，正是这种消

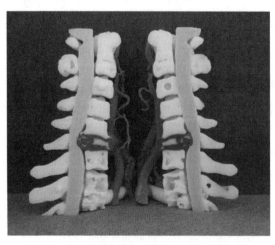

图62 脊柱转移性肿瘤模型（蓝色为肿瘤）

极落后的观念严重影响了脊柱转移性肿瘤的积极治疗，造成了治疗晚、效果差、患者痛苦的局面。因此，我们需要正确认识与选择脊柱转移性肿瘤的治疗方式，最大限度地提高患者的生活质量，延长患者生命。

那么，为什么肿瘤转移到了脊柱还要积极治疗甚至手术，价值在何处呢？第一，脊柱转移性肿瘤如不积极治疗任其发展，极易造成瘫痪。患者只能卧床，生活不能自理，身体功能便会迅速下降，不但生活质量极低，还会造成放化疗、生物治疗的效果远不及预期，间接缩短生存期。第二，脊柱转移性肿瘤往往产生剧烈的疼痛。恶性肿瘤本身会产生癌性疼痛，如果侵犯了神经更会使疼痛越发严重。医生在临床工作中常看到脊柱转移性肿瘤患者被剧痛折磨得夜不能寐、坐卧不宁的情景。如果此时进行有效的肿瘤切除，甚至仅是姑息性减压手术，也会大大缓解疼痛，还可为后续的治疗提供条件。第三，如果一些预后较好的肿瘤较为局限，如乳腺癌、前列腺癌，完全可以进行全脊椎整块切除，这样患者可以实现无瘤状态，像正常人一样生活。

那么，针对肿瘤脊柱骨转移，是否需要手术或者怎样手术治疗才算既不消极又不过度呢？近十年来，随着全脊椎整块切除术这一脊柱外科最高难度及风险系数的手术，在全国各家医院脊柱肿瘤外科团队的不断探索和改良下手术风险已有效降低，该术式已在越来越多大医院的脊柱外科开展，惠及了许多患者。在此基础上，通过多学科协作（MDT）来综合诊治脊柱转移瘤，根据患者症状、原发肿瘤恶性程度及分型、预期寿命及患者全身情况，科学制定精细化的内、外、介入、放疗等学科综合治疗方案。通过针对性的评估判断，需要手术治疗的患者可个体化分阶梯选用微创椎体成形术、微创经皮内固定术、微创椎管减压经皮内固定术、椎管减压肿瘤脊髓神经分离术、肿瘤大块切除术、全脊椎整块切除术等，达到减轻肿瘤对脊髓神经的压迫、缓解疼痛、重建脊柱稳定性、保存和恢复神经功能，使随后的放化疗、生物治疗等能够更快速、有效地进行，从而改善患者生活质量、间接延长其生命。

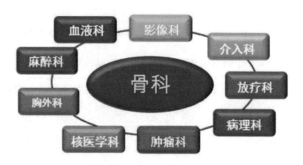

图63　多学科诊疗模式（MDT）在脊柱转移性肿瘤中的应用

　　综上所述，我们应该明白，当肿瘤发生脊柱骨转移时并不需要悲观面对，寻找合适的解决方案，该手术就手术才是正确的打开方式。

（陈维新　林红）

脊柱转移瘤
——"骨水泥"并非万能，还需因人而治

　　老王是一名男性患者，三年前确诊肺癌晚期。肺部的原发肿瘤虽然已经不能手术切除，但幸运的是，根据肿瘤病理活检的结果，老王可以用肿瘤靶向药治疗。三年的药物治疗，老王肺部的原发肿瘤得到了控制，不仅没有增大，还缩小了一点。因此，现在的老王对美好的生活仍充满向往，没有了刚确诊晚期肺癌时的无望和沮丧。最近老王总是觉得背痛，在进行肿瘤定期复查时，加做了一个胸椎核磁共振的检查。MRI 显示老王的第六胸椎出现了肺癌转移，而且第六胸椎的椎体已经变形塌陷了。老王和他的家人四处问诊，多方打听得知了一种介入治疗——打"骨水泥"。听说非常"微创"、伤害小、痛苦少且恢复快，极其适合肿瘤晚期患者的身体状况。老王入院后第二天就安排了介入手术，是全身麻醉下肿瘤的射频消融和椎体骨水泥注入手术。可惜不幸的事情发生了，在手术过程中，骨水泥渗入椎管（如图 64），对椎管的脊髓神经造成了严重的伤害，术后老王下肢不能活动了。随后，家属带着老王去骨科—脊柱外科就诊，做了开放手术取出了漏到椎管内的骨水泥（如图 65），老王的下肢功能才得到了部分的恢复……

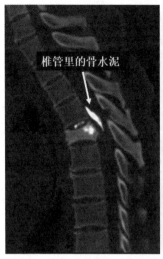
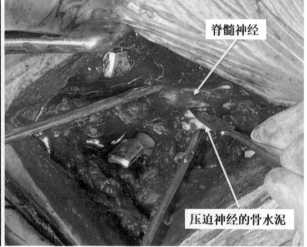

图 64　椎管里的骨水泥　　　　图 65　手术取出压迫神经的骨水泥

骨水泥治疗和肿瘤消融是怎么一回事？

骨水泥治疗的手术名称叫作经皮椎体成形术（percutaneous vertebroplasty，PVP）。PVP 最早被用于治疗疼痛性椎体血管瘤，现在 PVP 主要用于骨质疏松性骨折的治疗。医生使用一根骨穿针经皮穿刺入椎体后，在骨折椎内注射骨水泥。骨水泥在注射时是类似于"牙膏"一样的状态，可以被推动，十分钟左右会变硬而无法流动。通过此法可以稳定骨折椎体，防止骨折椎体进一步塌陷，减轻疼痛。在骨水泥变成固体的过程中会释放热量，骨水泥的温度升高，热量可以使肿瘤组织坏死，因此 PVP 也被用于脊柱转移瘤的治疗。肿瘤消融是指将探针置入肿瘤组织内，形成一个高温区域，局部温度可达 60~100 摄氏度，从而有效杀死局部肿瘤细胞，目前消融的方式有射频和微波两种。消融可以与 PVP 治疗同时进行，先经皮穿刺骨针，然后在骨针的通道里使用电极进行消融，最后注射骨水泥。

老王怎么就瘫痪了呢？

PVP 的使用有限制条件：①椎体转移瘤没有压到神经；②椎体后壁必须完整；③骨针穿刺经过的椎弓根没有遭到肿瘤的侵蚀。在注射骨水泥时，骨水泥向四处渗出不受医生的控制，哪里阻力小，骨水泥就向哪里渗出。同时，骨水泥本身有一定的体积，骨水泥进入椎体后，挤压原来在椎体内肿瘤组织，将肿瘤组织向四处推开，会造成对周围正常结构的压迫。由于解剖的毗邻关系，椎管内神经如脊髓和神经根就在椎体的后方。如果椎体的转移瘤体积很大已经压到了神经上，那么再向转移瘤的椎体内注射骨水泥，一定会造成神经的进一步压迫，严重时出现瘫痪；如果椎体后壁是破损的，骨水泥可以从阻力较低的骨裂缝漏出并接触神经，骨水泥凝固时释放的热量也能损伤神经，造成瘫痪。因此，患者在进行 PVP 治疗前不仅需要磁共振检查来判断神经是否受压迫，也要进行椎体三维 CT 检查判断椎体后壁是否完整。

另外消融手术对硬件要求比较高，如果探针放置位置不佳，术中没有很好的测温设备检测脊髓周围的温度，高温在杀灭肿瘤细胞同时，也很有可能会烧伤脊髓。

脊柱转移瘤患者应该怎么样选择手术治疗的方式呢？

脊柱转移瘤的患者肯定都是晚期肿瘤患者，要综合分析患者的身体状态，预期的生命，肿瘤全身扩散情况，还要考虑患者的心理状态和对生活质量的期望。对于王老先生这类脊柱转移瘤引起的骨折，通过仔细分析 MRI 及 CT 检查结果，如果无法打水泥，只要患者能够耐受麻醉，医生可以在先进的手术导航系统引导下对骨折椎体进行经皮螺钉固定，手术也极其微创，手术时间只一个小时左右，术中几乎不出血，因为有导航引导，手术损伤神经的概率几乎为零，也可以明显缓解患者的疼痛。

对脊柱转移瘤压迫到神经的患者，建议先由脊柱外科医生为主导的脊柱转移瘤多学科诊疗的会诊（MDT）综合评估，采用精准、安全、微创的综合治疗方式，改善生活质量。

（姜允琦　李熙雷）

四肢转移瘤

肩膀怪痛，警惕肿瘤

胡老伯今年刚刚退休，单位里各种事情他都放得下，就是舍弃不了香烟这个"老朋友"。除了平日里咳两声，身体健康看上去总体还不错。可是自从去年入秋，胡老伯渐渐觉得左肩经常疼痛，而且有逐渐加重的趋势。刚开始听人说是肩周炎，就买了膏药贴，隔三差五还到隔壁诊所做理疗和推拿。一段时间下来，疼痛没好还加重了。于是到省城医院去拍了片子，发现左侧肱骨近端有骨破坏怀疑是肿瘤，需要住院和骨组织活检检查。肩痛肩周炎咋就成了骨肿瘤，让胡老伯有点想不通了。

肩痛很常见，是仅次于慢性头痛、慢性下腰痛的第三大疼痛性疾患。但公众对肩痛常有误解，比如觉得大概率可能是肩周炎，做做理疗就行了。

其实在所有导致肩痛的疾病中，肩周炎只占了15%左右，其他原因包括肩关节周围撞击、肩袖损伤、骨性关节炎、颈椎病等退变和损伤性疾病，以及来自心脏、肝胆等内脏器官的牵涉痛。此外肿瘤性疾病，如肺尖部肿瘤和上臂（肱骨）原发和继发性肿瘤也是重要原因。

据统计，肱骨是四肢转移性骨肿瘤中仅次于股骨的最常见部位，但由于周围包裹的肌肉较厚早期不易被发现。

拿胡老伯的例子而言，经过 CT 引导下的骨活检、病理切片和免疫组化检查，确诊是肺癌转移引起的肱骨继发性肿瘤，也就是常说的"转移癌"。肩痛是由于肿瘤细胞侵蚀了肱骨上段骨质，引起骨内压增高，在夜间休息无外界打扰时，局部疼痛显得更明显。但是因为局部的肌肉软组织较厚，往往摸不到肿块。

在明确诊断后，对肿瘤转移疾病引起的肩痛应采取局部治疗和全身治疗结合的综合治疗。局部治疗中，如果病灶小尚未有骨折风险可采取放疗或病灶刮除填充骨水泥，如果大小达到 2.5 厘米、破坏 50% 以上的溶骨性病灶，已经严重影响到骨强度就需要金属内固定治疗，原则上不能采取热敷理疗。全身治疗主要是根据具体肿瘤细胞类型而定的化疗、靶向药物治疗以及抗破骨细胞的药物等。

总之，肩痛很常见，但不能都当成肩周炎。遇到肩痛情况，不要急着去做局部物理治疗等。搞清楚疼痛背后的真正原因才是关键。千万不要因为盲目做理疗耽误了治疗，甚至加重肿瘤病灶的扩散。

（车武）

髋部骨折可不都是"骨松"的锅，
当心肿瘤病理性骨折

髋部骨折的危害性很大，患者剧烈疼痛无法翻身，可引起压疮、坠积性肺炎等严重并发症，尤其是对于老人家，常常被称为"人生的最后一次骨折"。它严重影响了老人的生活质量和寿命。因此，近年来社会公众对老人髋部骨折的关注度越来越高。

这些骨折很多是由于骨质疏松导致，但要当心一些特殊原因，即病理性骨折。所谓病理性骨折是指骨骼本身有病变，在受到轻微外力甚至正常活动时即可发生的骨折。常见的原因包括骨肿瘤、骨髓炎，骨结核等。肿瘤相关的病理性骨折是其中一个重要的类型，需要引起足够重视，及早采取预防措施。

肿瘤病理性骨折为什么经常发生在这个部位？

这是因为髋部也就是股骨近端要负担人体的一半重量，如同房屋的大梁。所谓"天将降大任于是人也"，在站立和行走时承担了更大的剪切力，堪称骨骼中的"劳模"，更加容易发生损伤。另一方面由于血液供应的关系，恶性肿瘤细胞喜好转移到血管丰富的网状骨部分，所以股骨近端是四肢骨病理性骨折的最常见部位。

肿瘤病理性骨折的表现与普通骨折有什么不一样？

一方面要重视是否曾经生过肿瘤。即使已经做过根治手术的肿瘤也要定期复查，尽可能在肿瘤尚未出现严重骨骼破坏和骨折时就采取治疗措施。另一方面，肿瘤病理性骨折在骨折前常有局部隐痛，尤其是休息时疼痛和夜间疼痛一定要小心，这和普通骨折完全不同。另外，这类骨折的外伤诱因并不明显，可能是非常轻微的扭伤，甚至是发生在正常的活动中，比如仅仅是单脚站立一下就骨折了。

肿瘤病理性骨折在治疗上有什么特殊吗？

治疗上，它和普通骨折也有所不同。因为存在肿瘤，治疗要包括原发灶的处理和骨折局部的治疗两部分。

原发灶处理上，首先是寻找原发灶，通过全身骨扫描或 PET-CT 常常能发现，但有些情况，却始终难以找到原发部位。如果找到的话，要根据不同细胞类型进行针对性，对其较敏感的放疗、化疗、靶向药物治疗以及手术。

骨折局部在使用内固定材料的同时，要对其进行病理活检判断肿瘤细胞来源和类型。这对之后的综合治疗有很大的指导价值。由于局部常常有肿瘤导致的骨缺损，可能需要用到骨水泥进行填充来获得即刻的结构稳定性。如果预期寿命较长，还可以进行肿瘤型金属假体的关节置换。虽然是姑息性手术，但可以减轻疼痛恢复部分功能，提高生活质量，所以依然是很有意义的。

（车武）

癌症出现四肢骨转移，怎么办？

　　骨是继肺、肝之外最常见的肿瘤转移部位。四肢的骨转移虽然不直接影响生命，但会导致剧烈疼痛、病理性骨折、血钙升高这些骨相关事件，影响行动和日常生活不说，还会严重打击自信心，当痛彻入骨时，甚至让人产生"都转移了，不想治了"的消极想法，给患者本人和家庭带来许多痛苦。

　　那么，肿瘤四肢骨转移这道难题该怎么办？

　　首先，要早发现。我们需要用影像学（X线，MRI，CT）尤其是核素扫描功能性影像（ECT和PET-CT）这些"照妖镜"来早期发现病灶。

　　X线片能够初步快速地诊断病理性骨折和明显的骨质破坏，但敏感性不高，难以发现早期病灶。MRI能够较早期发现组织内的出血、水肿等信息，从而推断是否有转移灶，但受限于每次检查的成像范围较小。CT能够发现局部的骨质和软组织的密度变化，为判断是否有转移灶提供依据。

　　ECT使用与骨有较强亲和力的锝同位素作为示踪剂，能得到全身骨的代谢信息，从而获得初步筛查的结果。

　　PET-CT包含PET和CT两部分，可以早期显示肿瘤的部位和形态大小。PET检查前会注射用氟–18标记的葡萄糖作为示踪剂。恶性细胞生长需要大量的葡萄糖作为能量，因而细胞内会积聚示踪剂。PET就是利用恶性肿瘤和正常组织对于葡萄糖的"喜好"不同来将它们区别开。将PET拍摄的图像与CT断层图像相融合，就得到肿瘤在体内的精准"坐标"。

其次，要早治疗。对于已经发现的四肢骨转移，可采取个体化的综合治疗。包括药物、放疗、手术等。

先说说我们的药物"弹药库"。有以双膦酸盐和地舒单抗为代表的新型"保骨"药，它们可以抑制破骨细胞的活动从而减少骨溶解破坏；还有各种分子靶向药物；对于乳腺、前列腺肿瘤还有激素治疗以及化疗药物及镇痛药物。

再说说我们的放疗"武器库"。外放射治疗是骨转移放疗的首选方式，可取得较好控制病灶和止痛效果。核素内照射（内放疗）可能会出现明显的骨髓抑制，影响其他全身治疗，因此不作为首选。

最后，还有外科手术这一"杀手锏"，由于骨骼是支撑人体"房子"的框架，因此不同于内脏转移灶，手术以灭活或切除病灶为主要目的，四肢长骨转移的手术还一定要考虑如何保留或重建肢体骨的框架功能。对于大小达到2.5厘米、破坏50%以上的溶骨性病灶，已经严重影响到骨强度的情况，要进行金属内固定材料的支撑，也可和灌注骨水泥相结合，形成"钢筋混凝土"，进一步加强"房子"的结构强度。

此外对于身体状况差无法全麻的患者，还可以应用局麻下的骨水泥注入、射频消融等方法。

总之，随着科技发展，对于四肢骨转移已有了越来越多成熟的诊治武器。科学地对待四肢骨转移，走出对它的误区，以积极心态配合治疗才是破解这个难题的正解。

（车武）

常见骨原发肿瘤

不明原因肢体疼痛，当心是骨肿瘤

　　肢体疼痛在人群中的发病率较高，最常见的病因包括过量运动、感冒、儿童青少年的快速生长。另外，肢体表面皮肤感染（如蜂窝织炎）、关节或深部软组织感染、血栓闭塞性脉管炎、肢体动脉急性闭塞、风湿性关节炎、梨状肌综合征等疾病也能造成肢体的疼痛。除此之外，遇到不明原因的肢体疼痛时，还有一类容易被忽略的少见病，也就是我们本期要介绍的疾病——骨肿瘤。

　　青少年肢体疼痛？警惕骨肉瘤

　　19 岁的大学生小周，右膝关节疼痛肿胀五个多月，一直以为是运动后受伤，并未在意。直至疼痛难忍，方才到骨科就诊。医生通过了解病史、临床检查，结合影像学结果，判断其存在恶性骨肿瘤可能，建议做穿刺活检。最终，病理学诊断果然为骨肉瘤。经过华山医院骨与软组织肿瘤多学科（MDT）团队的综合诊断，小周被确诊为右股骨下段骨肉瘤 Enneking（SSS）分期 IIB。根据肿瘤分期，团队为他选择了保肢治疗。在骨科、肿瘤科、放射科等学科医生的通力合作下，通过新辅助化疗、肿瘤瘤段扩大切除、人工假体重建手术及后续辅助化疗，最终，小周不仅保住了生命，而且保住了右腿和正常行走功能。

【解读】

骨肉瘤是高度恶性的原发性骨肿瘤，多发于儿童青少年，恶性程度高、发展迅速，如未经正规治疗，很容易发生转移导致死亡。骨肉瘤早期患者的疼痛症状不明显，很多家长认为是运动或快速生长发育导致，未能及时就诊，而导致肿瘤迅速生长。所以，当青少年出现不明原因的肢体疼痛，一定要及时就诊。

几十年前，骨肉瘤患者多接受截肢手术，截肢后生存率较低，且生活质量差（5年生存率＜60%）。随着靶向药物和免疫治疗的不断发展，化疗药物升级，如今新辅助化疗明确提高了骨肉瘤保肢率和5年生存率，约80%~90%的骨肉瘤患者可接受保肢治疗，即先用化疗药物控制肿瘤的生长，将肿瘤体积缩小到一定范围后，再通过手术将肿瘤组织切除，尽可能保留完整的骨组织，术后再行药物治疗，从而降低肿瘤的复发率，最终获得了较好的疗效。

老年人髋部疼痛，不一定就是股骨头坏死或骨关节炎

耄耋高龄的陈老先生是一位著名作曲家，因左髋部疼痛无力两个月，怀疑得了"股骨头坏死"去医院就诊。接诊的骨科医生在老先生的X线片上发现左侧髋臼上缘（骨盆Ⅱ区）病变，于是立即启动了骨与软组织肿瘤多学科诊疗流程。最终，患者被确诊为低度恶性软骨源性肿瘤，最终在多学科专家和护理团队的通力合作下，采用了疗效可靠、创伤较小且尽可能保留功能的手术及治疗方案，即"局部扩大刮除＋骨水泥填充＋备术后放疗/质子重离子治疗"。术后，患者很快康复，回归到正常的艺术创作和生活之中。

【解读】

老年人髋部疼痛，常见的病因是股骨头坏死、髋关节骨关节炎，如有外伤则考虑股骨颈骨折，可以通过影像学检查进行鉴别。

老年人髋臼上缘的骨病变较常见的是骨转移瘤或血液系统肿瘤，像陈老先生所患的原发骨肿瘤较少见，在临床上被误诊的概率较高。由骨科牵头的骨与软组织肿瘤多学科诊疗团队包括了影像科、病理科、麻醉科、肿瘤科、放疗科、康复科的专家和护理团队，最终他们依靠多学科知识和技能的综合评判，明确了诊断和进一步的治疗方案。

骨盆软骨肉瘤是较为常见的原发恶性骨肿瘤，对放化疗不敏感，主要治疗手段是手术。但骨盆的解剖部位较特殊，骨盆周围毗邻重要脏器及重要血管神经，且血供丰富，静脉丛众多复杂，一直是外科领域难度较高的部位。同时，骨盆也是承接脊柱及下肢骨骼的负重结构，所以骨盆结构一旦遭到破坏，即需要重建，以恢复骨盆的稳定性及负重功能。经典的骨盆Ⅱ区恶性软骨肿瘤手术可采用广泛切除＋定制或3D打印人工假体或APC重建术，但手术创伤大、出血多、风险高、对髋部功能损害大。

考虑到该患者高龄、肿瘤分期Ⅰ级（低度恶性）且本人对生活和髋部功能要求高，与各学科专家商议后，综合各方面因素选择了创伤小、恢复快的手术方式，同时规则随访，备放疗/质子重离子后续治疗方案，这是多学科团队诊疗精准化与个体化的典型案例，最终也取得了较好的结果。

出现短时间内增大肿块，要当心恶性/恶变

80岁的朱爷爷右侧大腿后面长了一个肿块，一个月后明显增大，轻微压痛。去华山医院就诊后做了穿刺活检，病理提示：纤维肉瘤。然而朱爷爷和其家属非常排斥手术，认为疼痛感不明显，应该没什么大问题，来往于多个科室之间寻求保守治疗方法。通过骨与软组织肿瘤MDT门诊就诊，经过骨科、肿瘤科、影像科、病理科的四位专家针对患者的共同讲解，并向其分析了手术与其他保守治

疗方案的利弊后，患者及家属终于理解了手术的必要性。

术前，我们利用介入技术对肿瘤进行血管造影选择性栓塞，在它的辅助下，我们通过手术将肿瘤边缘切除干净。术后，朱爷爷顺利康复出院，定期随访结果良好。为此患者及家属都非常感激，还特意写来了感谢信。

【解读】

肢体肿块压迫周围神经时，可引起肢体疼痛。一个鉴别肢体肿块良恶性的简单方法就是肿块生长的速度——当肢体肿块出现短时间内体积明显增大时，即使没有疼痛症状，也要当心恶性病变。大腿内侧和后方是软组织肉瘤相对多发的部位，由于生长相对缓慢、无痛且部位隐蔽，很容易被忽略，或误以为"腿长粗了"。软组织肉瘤亚型复杂，除了局部可压迫血管神经产生对应症状，还有较高的远处转移（肺转移）发生率和致死率。常规的治疗手段是手术切除肿瘤，而对于部分边界不清楚，难以达到完整切除的患者，可行新辅助放疗控制手术边界后再手术；对于部分化疗敏感性的肿瘤可行术前新辅助化疗和术后辅助化疗。朱爷爷的肿瘤虽然巨大，但边界尚清楚，手术治疗属于首选治疗方案。

（文舒展）

一疣未尽的骨软骨瘤（骨疣）是咋回事？

今天介绍骨肿瘤家族的一个成员，它既普通却又有个性，学名骨软骨瘤，又称骨疣。

疣，不应该是长在皮肤上的吗？难道骨头上也会长？

没错，这个就是长在骨头表面的。说它普通是因为它是最常见的良性骨肿瘤，但自带（软骨）"帽子"的样貌和"重男轻女"的脾气又使它多了几分个性。

以下详细道来：

先谈谈它常见到什么程度，据统计大概占了所有良性骨肿瘤的一小半。青少年是多发人群，10~30岁都是多发年龄。并且，男孩的发病率高于女孩，所以有点"重男轻女"哦。多发部位一般是膝关节周围，也就是股骨下端和胫骨上端。这种病分为单发性和多发性，以单发性多见。当其多发时，又叫作骨软骨瘤病。

看到这种生长在骨表面的骨性突出物，你可千万不要把它当成是普通的骨刺，与骨刺不同之处在于，它表面有软骨帽覆盖而骨刺没有软骨覆盖的。

有病因吗，或者说它是由什么转化而来？

单发性骨软骨瘤可能是创伤引起或者骨生长板的发育异常，出现小片内生软骨分离，经过软骨化骨的过程，而逐渐形成的。换句话说，就是骨生长板上的小部分软骨"流浪"到了骨质和骨膜之间的夹缝中形成的，一般到了青春期骨骺板闭合时，它和正常骨质一同得到"命令"，停止了进一步的生长。

而多发性骨软骨瘤则有较明确的遗传因素，属于家族性常染色体显性遗传。

"骨疣"有什么典型表现？

一般情况下，它只表现为无痛性的肿块，很多人是在 X 线检查时才无意发现。当其逐渐生长时，也可引起肢体相应部位的疼痛及活动障碍。

什么情况下一定要去医院？需要做什么其他检查和治疗？

1. 外伤骨折

一般骨软骨瘤并不会影响到骨本身的强度，但当受到外伤时，细长形状的骨疣可能会出现断裂也就是骨折。这种情况要行 X 线检查，治疗上使用石膏外固定、休养一段时间就可以了。

2. 恶变

单发性骨软骨瘤的恶变率大约 1%。多发性骨软骨瘤的恶变率可达 10% 以上。通常情况下，过了青春期骨软骨瘤就停止了生长。但如果原本已经停止生长的病灶继续变大，就要考虑是否有恶变了。这时须去医院做核磁共振，了解骨疣表面的软骨帽的情况等等征象。

3. 假性动脉瘤

位于膝关节周围的骨软骨瘤可推挤旁边的大血管，严重者可形成假性动脉瘤。

关于这种"戴帽子的骨肿瘤"的知识，你 get 到了吗？

（车武）

孩子叫关节痛不一定都是生长痛

　　小李同学今年 15 岁，平时除了学习，热衷于体育运动，个头一天天见长，是个非常可爱的孩子。最近，小李回家经常告诉爸妈自己膝关节痛，父母平时工作忙，以为是青春期长个头引发的"生长痛"，邻居家的大哥哥也出现过类似情况，慢慢就好了。可是，一段时间过去了，小李腿痛的情况不见好转，这才引起父母的关注，急忙带着小李去附近医院做了相关检查，检查结果出来后，犹如晴天霹雳，小李竟然患上了骨肉瘤，就是人们常说的"骨癌"。正值蓬勃的青春年纪，怎么会得了恶性肿瘤呢？小李一家人至今没明白。

　　其实，在骨肿瘤科，有一种癌症特别青睐青少年，在 15~19 岁的青少年中，它要比普通人得这种癌症的概率高 3~4 倍，并且恶性程度非常高，这种癌症叫骨肉瘤。骨肉瘤多发生在身体的股骨下端（大腿下端）、胫骨上端（小腿上端），还有在骨盆和肱骨也常见。很多青少年到了生长发育的时间，容易出现生长痛，这是一种生长发育时期特有的生理现象，主要表现为反复发作的下肢关节间歇性疼痛。而骨肉瘤早期疼痛和生长痛极为相似，容易和生长痛相混淆，很多家长一看孩子出现腿疼，就误以为是生长痛，而没有及时到医院就诊检查。等到出现肢体肿胀，甚至活动不利索的时候，再去医院就诊检查为时已晚。所以说这个疾病一定要和生长痛鉴别。

那么，骨肉瘤典型的表现是什么呢？

（1）首先是肢体疼痛，在疾病的初期会出现间歇痛，就是一会儿疼，一会儿不疼。随着疾病的发展，会出现患处持续性疼痛，多以酸痛、钝痛、游走性疼痛为主，夜间痛明显。

（2）肿块及肿胀，随着病情的发展，患处会出现肿胀或肿块，常常伴有皮温增高。

（3）肢体活动障碍，疾病继续进展出现关节活动受限，甚至出现关节积液，病理性骨折等。疾病晚期通常出现一些全身伴随症状，比如贫血、乏力、消瘦等。

如果出现上述一些典型表现的话，需要及时去医院做一些相应检查。原发病灶的影像学检查包括 X 线片、CT、MRI 检查等，主要是为了明确肿瘤局部边界与重要神经、血管之间的位置关系。病理学是诊断的金标准，肿瘤穿刺活检可获得组织学诊断，对指导后续治疗方案具有重要意义。

那么，怎样才能去防止骨肉瘤？

（1）要加强体育锻炼，增强抵抗能力，提高机体免疫；

（2）远离电离辐射，尤其青少年正处于骨骼发育时期，尽可能少去做 X 线、CT 检查；

（3）改变不良生活习惯，青少年尽量少接触香烟，多吃新鲜水果，少吃一些腌制的、烧烤的食物。

（车武）

No. 1656807

处方笺

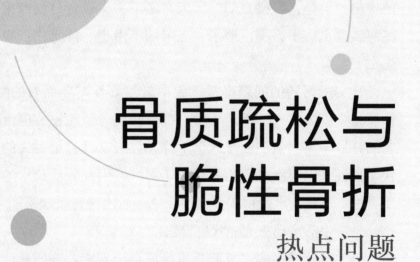

骨质疏松与
脆性骨折

热点问题

医师: _____

临床名医的心血之作……

骨质疏松概述

骨科医生："绝经，请注意！"

王阿姨今年 60 岁，辛辛苦苦大半辈子，如今正是享受大好时光的年纪。但是，脊梁骨却一天天弯了下去，驼背日渐严重。如今的王阿姨腰也痛了，腿也酸了。王阿姨不由得一阵感伤：我这究竟是怎么了？

其实王阿姨的问题也是广大中老年女性需要面对的共同问题：骨质疏松。老年人，无论男女，都可能患骨质疏松，但由于女性衰老的特性—雌激素"断崖式"下降，导致女性骨量丢失的速度显著快于男性。同时女性峰值骨量低于男性，因此骨质疏松的程度也重于男性。这些特点使得很多女性在绝经后出现骨质疏松。

日常生活出现三大症状应警惕！

（1）腰背部疼痛：早期骨质疏松会出现腰背部间断性隐痛，随着疾病逐渐发展，会变为持续性疼痛，甚至引起全身骨痛。

（2）身高变矮：身体的重量都由脊柱里每一块椎体共同承担，脊柱椎体骨量丢失其所能承受的体重就减少。当椎体的骨质疏松加重到椎体不能承受身体之重时，椎体就会被压缩，导致身高变矮、驼背。

（3）脆性骨折：骨折是骨质疏松最严重的并发症，常见于脊柱、髋关节、肩关节和腕关节。在日常生活中，扭转身体、弯腰提重物、坐公交车颠簸或者在平地上跌倒等轻微的外力就可以造成骨折。

日常生活中骨质疏松如何选择检查呢？对于 ≥ 60 岁女性，推荐直接进行双能 X 线吸收检测法（dual energy X-ray absorptiometry，DXA）进行骨密度检测；对于需要 DXA 检查的患者，建议每年检查一次，最好在同一家医院同一个机器检查，检查结果更准确。

那么那些已经确诊骨质疏松的患者会问：我要怎么补钙？作为最经济便捷的方法，医生通常会建议大家通过饮食、运动、晒太阳解决每个人钙和维生素的需求。运动有助于骨量维持，而晒太阳能够促进维生素 D 转化为能被人体利用的维生素 D_3，促进钙吸收。健康的饮食是维持骨量的重要基础，饮食中应注意添加鱼、虾、虾皮、牛奶、乳制品、鸡蛋、绿叶蔬菜等食品。饮食和日照依然不能满足维生素 D_3 和钙的需求时，可服用钙片和维生素 D（或活性维生素 D）进行补充。

可是到底补到多少才算够呢？ 50 岁以上女性每日钙推荐摄入量为 1200 毫克，维生素 D 每日推荐摄入量为 800~1000U。如果可能的话通过饮食来实现，绝经后女性及接受骨质疏松治疗时，如饮食中钙摄入低于 700 毫克则要使用钙补充剂。考虑 60 岁及以上老年人因缺乏日照及摄入和吸收障碍，建议维生素 D_3 摄入量为每日 800~1200U。

骨质疏松本身听起来似乎并没那么可怕，有的患者觉得腰酸背痛不舒服忍一忍就过去了，但是碰到这件事就可能造成严重后果甚至骨折。骨质疏松性骨折是骨质疏松的严重后果，特别是髋部骨折，具有高致死率及致残率，60 岁以上的髋部骨折，一年内死亡率可高达 20% 以上！而跌倒是造成骨质疏松性骨折的一个重要原因。研究表明，抗骨质疏松治疗能减少跌倒和骨折的发生。

因此，应该重视绝经后女性的腰背疼痛、身高变矮、反复骨折等问题。出现以上问题，应及时就医，评估骨密度情况，积极防治骨质疏松，迎接无痛和舒适的生活。

（张泰维　董健）

如何找到身体里"沉默的杀手"？

骨骼的骨量随着年龄增长而逐渐增加，一般成人在 35 岁时骨量达到高峰，之后骨量逐渐减少。到了中老年以后，人们的骨量由于各种原因一点点丢失，骨量的丢失导致身体不同部位产生疼痛，比如腰痛、背痛等等。当骨量减少到一

沉默的杀手（视频）

定程度时，骨质疏松这一"沉默的杀手"将会给骨头猛烈的一击，患者不但身高变矮，疼痛还会加重，甚至轻微的外力，哪怕一个喷嚏、咳嗽或日常轻微的家务都会造成骨折，这让很多老年人困扰不已。骨质疏松找上你了吗？现在就教你如何发现身体里潜伏的"沉默的杀手"。

临床上，医生诊断骨质疏松症的金标准是骨密度检查。常采用双能 X 线吸收测定法（DXA）来测量。骨密度数据主要看 T 值，T 值小于或等于 –2.5 为骨质疏松；当 T 值介于 –1 和 –2.5 之间时被认为骨量减少。降低程度符合骨质疏松症诊断标准，同时伴有一处或多处骨折为严重骨质疏松症。由于骨密度变化能够代表 75%~80% 骨强度变化，故在多数情况下骨密度测量可以预测骨质疏松症发生的危险性。但在有些情况下，虽然骨密度正常，但是因为不恰当的

药物使用，使新生的骨组织结构杂乱无章，不具有良好的强度，故仍然不能避免骨折的发生。因此，测量骨密度往往是高度怀疑骨质疏松时的一个参考，同时记录骨密度的变化可以为骨质疏松的治疗效果作出一定指导。当然，许多中老年人无法做到按时前往医院进行骨密度的测量，因此我们在家中也可以进行骨质疏松风险的自我评估。国际骨质疏松基金会（International Osteoporosis Foundation，IOF）的骨质疏松风险 1 分钟测试题是一个科学有效的工具，可以有效地为我们进行骨质疏松风险的初筛，帮助医生筛选出真正可能患有骨质疏松的人。具体题目如表 3：

表 3　IOF 骨质疏松风险 1 分钟测试题

	不可控因素	回答
1	父母曾被诊断有骨质疏松或曾在轻摔后骨折？	
2	父母中一人有驼背？	
3	实际年龄超过 40 岁？	
4	是否成年后因为轻摔后发生骨折？	
5	是否经常摔倒（去年超过 1 次），或因为身体较虚弱而担心摔倒？	
6	40 岁后的身高是否减少超过 3 厘米？	
7	是否体质量过轻？（身体质量指数 BMI 值小于 19 千克 / 米^2）	
8	是否曾服用类固醇激素（例如可的松，泼尼松）连续超过 3 个月？（可的松通常用于治疗哮喘、类风湿关节炎和某些炎性疾病）	
9	是否患有类风湿关节炎？	
10	是否被诊断出有甲状腺功能亢进或是甲状旁腺功能亢进、1 型糖尿病、克罗恩病或乳糜泻等胃肠疾病或营养不良？	
11	女士回答：是否在 45 岁或以前就停经？	
12	女士回答：除了妊娠、绝经或子宫切除外，是否曾停经超过 12 个月？	
13	女士回答：是否在 50 岁前切除卵巢又没有服用雌 / 孕激素补充剂？	
14	男性回答：是否出现过阳痿、性欲减退或其他雄激素过低的相关症状？	

续表

	生活方式（可控因素）	回答
15	是否经常大量饮酒（每天饮用超过两单位的乙醇，相当于啤酒 1 斤、葡萄酒 3 两或烈性酒 1 两）？	
16	目前习惯吸烟，或曾经吸烟？	
17	每天运动量少于 30 分钟？（包括做家务、走路和跑步等）	
18	是否不能食用乳制品，有没有服用钙片？	
19	每天从事户外活动时间是否少于 10 分钟，有没有服用维生素 D？	

上述问题，只要其中有一题回答结果为"是"，即为阳性，提示存在骨质疏松症的风险，并建议进行到正规医院的骨科或者骨质疏松专科进一步检查。

除了这个量表之外，我们还可以通过 OSTA 指数（Osteoporosis Self-assessment Tool for Asians）来预测骨质疏松的风险度：OSTA 指数＝（体重〈单位：千克〉–年龄〈单位：岁〉）×0.2。当 OSTA 指数 >–1，提示低风险；当 –1 ≥ OSTA 指数 ≥ –4，提示中风险；当 OSTA 指数 ≤ –4，则提示高风险。

总而言之，一旦发现自身可能有骨质疏松症的迹象，或定期进行骨密度检查发现骨质疏松症，需要及时采取有效的措施，医生将根据具体情况选择合适的治疗方案，有效地预防和控制骨质疏松症，从而避免其对身体造成损伤。

（庄晨阳　林红）

骨密度完全可信吗？

　　中国正面临着人口老龄化所带来的严峻的医疗挑战，预计到2050年，中国65岁以上的公民将达到4亿人，其中80岁以上老年人将达到1.5亿。中国国家卫生健康委员会公开发布的首个中国骨质疏松症流行病学调查结果显示，骨质疏松症已成为我国中老年人群的重要健康问题，它是一种以骨密度降低、骨强度下降、骨微结构破坏、骨脆性升高、易骨折为特征的全身骨骼系统性疾病。骨质疏松症由于其临床表现缺乏特异性，其中多数患者正是由于骨质疏松导致髋部发生骨折或者近期出现腰背部酸痛等症状，去医院经过相关的实验室检查及影像学检查后，才意识到骨质疏松的存在，因此早期发现骨质疏松意义重大。骨质疏松指南主张通过使用骨折风险评估工具FRAX评估骨折风险时，除临床风险因素外，还需要考虑到骨密度（BMD）。

　　医学影像学是一种能直观了解患者骨骼状况的非侵入性方法。目前许多社区医院使用超声对居民进行骨密度测量，定量超声（QUS）可移动、便宜、省时且无辐射，但因为QUS捕获的骨特异性参数与骨质疏松诊断标准要求不同，且不同设备之间的阈值不同，因此超声结果不能用作诊断骨质疏松症。MRI技术是对骨密度测定的有效补充，具有无创、无电离辐射、定量分析、可进行多功能成像等诸多优越性，但目前仍存在着设备要求过高、检查时间较长、检查费用较高、缺乏统一技术标准与评价体系等问题，严重限制了 MRI 技术在临床的广泛应用。

目前，对于骨质疏松症的诊断、骨折风险的预测以及抗骨质疏松治疗的疗效随访中，双能 X 射线吸收测量法（DXA）的应用最为广泛，其在骨质疏松症的诊疗地位得到公认。DXA 结果的 T 值低于 –2.5SD 是国际上公认的诊断骨质疏松症的标准，该 T 值很大程度上受正常参考人群（参考数据库）的影响。在我国医疗机构中对数据库的选取质控并不达标，这样往往会错误地评估中国人骨质疏松症的患病率。DXA 是一种基于 X 线的影像学技术，可以准确地测量特定部位（一般是腰椎、髋部和前臂远端）的面积骨矿物质密度（aBMD）。但 DXA 在临床工作中的应用存在着如下缺点：①用 DXA 测量髋部及腰椎 BMD 时需要患者摆放特定的体位，某些患者（如骨折）难以配合完成检查，从而对测量结果产生一定的影响；② DXA 是二维平面测量，测量结果 aBMD 并非真正意义上的骨密度值，其无法准确测量出某一特定区域内的体积骨矿物质密度（vBMD），并且很难分辨出那些由于退行性病变（如骨赘或组织钙化）引起的局部 aBMD 增高的骨质疏松患者，因此 DXA 的结果有时并不能真实地反映患者的骨密度情况。

定量 CT（QCT）是一种三维非投影技术，是在临床 CT 扫描数据的基础上，经过 QCT 体模进行校正并使用专业软件进行分析，从 CT 图像数据中计算出诸如体积和密度等的特定参数，用于量化脊柱、股骨近端、前臂和胫骨等部位的 vBMD，是了解骨的数量及质量的强有力的工具，并具有其他密度测量技术所不具备的优点：①可以较好地区分皮质骨和松质骨；②测量区域松质骨含量受局部组织状况和血管钙化等因素的影响小；③可以提供包括骨骼、肌肉、脂肪在内的三维解剖结构和密度等信息。对于绝经后女性以及老年男性，腰椎 QCT 骨密度绝对值 <80 毫克 / 厘米^3 即考虑骨质疏松。QCT 的不足在于其辐射剂量较高，但目前 CT 检查的辐射剂量已经显著降低，并且在临床上，QCT 检查都是同其他 CT 检查同时进行的，这并未额外增加受试者接受的辐射剂量。QCT 技术虽然起步较晚，但鉴于其技术优势以及快速发展，QCT 在国际上得到了越来越多的关注，并逐渐引起以骨科为主的包括其他科室的重视。中国人口数量庞大，老年人口众多，老年病的防治任务艰巨，而 CT 机在中国各级的医疗机构均比较普及，同时国内的 CT 检查费用较国外低，因此 QCT 在中国的应用，不仅对我国国民健康有重大意义，同时也对国际上 QCT 技术的发展起到重要推动作用。

（李现龙）

骨质疏松的防治

对骨头里"装修工人"的管理水平，决定了你骨头的质量

每个人的骨头里都有两个"装修工人"，分别是成骨细胞和破骨细胞，成骨细胞负责砌墙，破骨细胞是拆迁工人，负责拆墙。拆迁工人会悄无声息地到来，不断地溶解骨质。要是材料不够，也就是缺钙，砌墙工人不给力，墙就砌不起来，骨骼中的洞洞眼就越来越多，那就是骨质疏松

打喷嚏也会骨折吗
（视频）

啦。了解和管理好骨头里的这两个"装修工人"，才能让你对骨质疏松的治疗"事半功倍"。

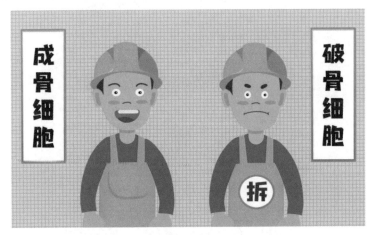

图66　成骨细胞、破骨细胞示意图

骨质疏松早期没有任何征兆，后面才会出现腰背疼、驼背、骨折、走路无力。我们体检的时候，心肝脾肺检查了好几圈，却总是把骨密度给忘了。

骨密度检查，全称"骨骼矿物质密度"，是骨骼强度的指标，通俗点讲，就是测量一下骨头牢不牢。骨密度比同龄人差很多，那就是骨质疏松啦。

有很多因素会导致骨质疏松：运动少，肥胖，钙及维生素 D 缺乏，过度饮酒、咖啡及浓茶，或者服用一些影响骨代谢的药物等。尤其是女性绝经后更容易发生骨质疏松，雌激素可以控制拆迁工人的速度，绝经以后，雌激素少了，拆迁工人加班工作，骨头溶解越来越快，自然骨质疏松了，所以大家要更当心哦。

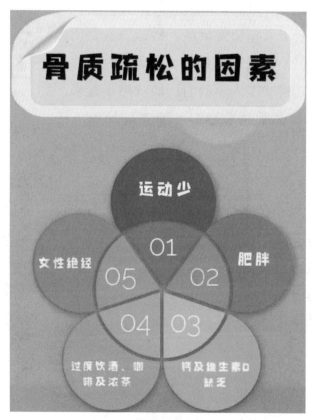

图 67　骨质疏松的因素

适当的运动可以提高体内骨细胞的活性，"砌墙工人"的工作速度会加快。不过运动也要注意方式方法哟，比如反复弯腰和转腰的动作就不适合啦，容易造成新的腰部损伤呢。

另外骨质疏松还要注意控制体重，骨骼就相当于人体的"承重墙"，科学证实肥胖和骨质疏松密切相关，"承重墙"很容易因骨质疏松被压垮。

治疗骨质疏松最重要的就是补钙，不要小看补钙，其实多数人已经注意到补钙，但是吃进去不代表能吸收，补钙必须配合维生素D一起使用，才能促进钙的吸收。每天晒太阳可以促进体内维生素D合成。

另外钙片也不能随便买，建议先到医生这儿根据所需要补充的剂量和身体情况来选择钙片。

到了医院，首先检查指标，根据指标将骨量分为正常、骨量减少、骨质疏松三个等级，严重骨松再加做骨代谢指标，综合判定是否需要药物治疗。我们不仅有最基本的武器：钙片和维生素D，还有阿仑膦酸钠、唑来膦酸钠等一些控制"拆迁工人"速度的药物，甚至还有重组甲状旁腺激素、雌激素受体调节剂、骨靶向药等高科技武器，对症下药，多管齐下。

（李娟　董健）

阳光、运动和钙：预防骨质疏松三件套

前文已提到，50 岁以上人群中骨质疏松的发病率非常高，它悄无声息地威胁着中老年人的健康，在沉默中给人致命一击。同时，骨质疏松又是可以预防及早期干预的疾病。由于大家对健康及养生越来越重视，有关骨质疏松预防的宣传也铺天盖地，这当然是好事，但正所谓乱花渐欲迷人眼，过多的信息也让人困惑不已。如果目前还没有骨质疏松，那么在日常生活中应当怎样预防呢？

晒太阳

日晒是预防骨质疏松症的重要因素，阳光中的紫外线可以帮助人体合成维生素 D，而维生素 D 对钙的吸收是必不可少的。一般情况下，平均每天 10~15 分钟的日晒已经足够让人体自行合成充足的维生素 D，并不需要额外的补充。值得注意的是，促进合成维生素 D 的过程是由紫外线中的 UVB 完成的，而 UVB 较为"脆弱"，一般的衣物、帽子等均可以遮挡它，大部分的防晒霜也可以阻挡它到达皮肤。尤其对于一些注重防晒的爱美人士，严密的防晒很有可能导致维生素 D 的缺乏。因此，为了预防骨质疏松，爱美人士也应当为阳光让出适当的时间。同时也得注意，过多的阳光照射对皮肤有害，并增加患皮肤癌的风险，因此在阳光最强烈的高峰时段限制阳光照射非常重要。

如果不能户外活动，或是居住地区日照不足，无法得到足够日晒，还可以从膳食来源获得维生素 D，如富含脂肪的鱼类、鸡蛋、牛奶等。然而，这些来源在提供维生素 D 方面不如阳光照射有效，而且许多人仅从饮食中得不到足够的维生素 D，这时需要进行一些额外补充。

运动

有规律的体育锻炼可以有效地降低骨折风险。有效的锻炼可以从多个方面改善骨质量，它不仅能够产生机械刺激促进骨形成和减少骨吸收，改善身体协调性及平衡性，还能够调节机体内分泌系统，从而维持和提高骨密度，预防和延缓骨质疏松进展。

那么为了达到预防骨质疏松的目的，我们应当进行哪些锻炼呢？许多学者对这个问题展开临床研究，并得到了较为一致的答案，即采用以抗阻运动为主、结合其他类型运动的多样化运动方案是预防骨质疏松的良好措施。抗阻运动包括器械辅助下的运动，如健身房常见的器械、哑铃、沙袋等，也包括抵抗自身阻力的运动，如仰卧起坐、俯卧撑、平板支撑等，这些运动可以有效地增加肌肉含量。这些运动与慢跑、广场舞等有氧运动相结合，能够有效地预防骨质疏松。近来有学者认为，以太极拳、瑜伽为代表的身心运动（mind-bodyexercise）能够更有效地促进骨量增加，考虑到这些运动相对缓和，并更注重平衡训练，可能是更适合中老年人的运动方式。

一般来说，运动频率以不引起次日疲劳为宜，推荐每周 3~5 次，持续时间 30~60 分钟的运动。当然，以往没有运动习惯的人群在运动初期必然会发生肌肉骨骼疼痛，逐渐建立运动习惯后找到适合的运动频率与持续时间，是长期保持运动习惯的有效方式，毕竟骨质疏松是与年龄相关的疾病，与时间对抗，也需要自身持之以恒。

此外，骨质疏松最大的危害在于外伤后骨折风险的增加，防摔倒是预防老年人群骨折的重要措施。体育锻炼可以提高身体的稳定性与协调性，降低摔倒的风险。从这个角度来说，即使难以进行抗阻运动的人群，进行简单的体育锻炼，如广场舞等，也对预防骨质疏松性骨折有一定的帮助。

补钙

除了运动和晒太阳之外，均衡的、富含钙质的饮食对预防骨质疏松也很重要。钙对于建立和维持强壮的骨骼是必不可少的，而缺钙的饮食会导致骨质流失。钙的良好来源包括奶制品，如牛奶和奶酪，以及绿叶蔬菜及坚果。一般来说，良好的饮食结构足以保证人体钙质的需要量，但是考虑到中老年人的饮食习惯，适当地补充钙剂是必要的。长期素食的人群应当更为注重钙的摄入，预防骨质疏松症的发生。

三件套

据此，我们为中老年人列出如下建议：

（1）每天进食 3~5 份富含钙质的食物（例如乳制品或强化钙质的食物）；

（2）从阳光中摄取足够维生素 D，保证每天大约 6 分钟（夏天）或者 40 分钟（冬天）的日晒，注意避开紫外线高峰期。如果得不到充分日晒（如长期不能户外活动，或居住在常年阴雨的地区），建议适当补充维生素 D；

（3）每周 3~5 天至少 30 分钟的负重运动或锻炼，其中至少一次为肌肉强化锻炼。

（聂聪）

进口和国产钙片、维生素 D，选哪种？

目前市面上补充的钙和维生素 D 的产品分为膳食补充剂和药品两种。简单理解就是保健品和药品的区别，两者执行的标准是不一样的。

市场上最常见的情况是保健品打着"FDA"认证的旗号，事实上，这类膳食补充剂的生产厂家只需要在上市的 75 天之前，向 FDA 备案，提交资料表明"有理由认为安全"，就可以上市销售。只有在销售之后出现安全问题，FDA 才会去评估该产品的安全性，也就是先上市，出了问题再评估的模式。

中国的保健品则要采取备案和审批的"双轨制"，即只有备案和审批均通过，才能上市销售。国产保健品中严格按照 CFDA 标准生产的商品，是有质量保证的。如果选择进口膳食补充剂，建议品质有保障的正规品牌。因此，价格和是否为进口并不是衡量质量和效果的标准，选择哪种，相信你心里会有答案。影响产品质量的是它的生产厂家生产设备如何，以及是否严格按照标准进行生产，而不是进口或国产。无论进口或国内产品，厂家偷工减料了，产品质量就会受影响。所以，打着进口的旗号宣传，并不能说明品质。钙和维生素 D 的需求因人而异，对于没有骨质疏松的人来说，许多专家建议通过均衡膳食和户外活动来补充钙和维生素 D，人体每日所需的钙和维生素 D 如表 4、5 所示。如无法保证足够的饮食摄入量，可通过膳食补充剂或药品来补足。

表4　中国居民膳食钙参考摄入量（毫克／天）

年龄（岁）	EAR（平均需要量）	RNI（推荐摄入量）	UL（最高摄入量）
0~	未制定	200（AI）	1000
0.5~	未制定	250（AI）	1500
1~	500	600	1500
4~	650	800	2000
7~	800	1000	2000
11~	1000	1200	2000
14~	800	1000	2000
18~	650	800	2000
50~	800	1000	2000
65~	800	1000	2000
80~	800	1000	2000
孕妇（1~12 周）	650	800	2000
孕妇（13~27 周）	810	1000	2000
孕妇（≥ 28 周）	810	1000	2000
乳母	810	1000	2000

表5　常见食物的钙含量（单位：毫克 /100 克）

名称	钙含量	名称	钙含量	名称	钙含量
虾皮	991	牛乳	104	黄瓜	24
豆腐干	308	芹菜	80	橙	20
紫菜	264	鲤鱼	50	瘦牛肉	9
黑木耳	247	鸡蛋	48	鸡	9
黄豆	191	大白菜	45	瘦猪肉	6
酸奶	118	花生仁	39	葡萄	5
油菜	108	胡萝卜	32	苹果	4

（李娟）

脆性骨折的防治

遇到"人生最后一次骨折"，该如何抉择？

　　寒冷的冬季即将过去，又将迎来暖暖的春季。天气回暖，户外活动人群增多，然而老年人因腿脚不灵便，骨质脆弱，容易意外摔伤导致骨折，尤其是老年人髋部的骨折，是老年人摔伤骨折中最常见的一种，也是最严重的一种骨折，被称为"人生最后一次骨折"。

　　老年人髋部骨折主要包括股骨颈骨折和股骨转子间骨折，之所以称它为"人生最后一次骨折"是因为一旦发生这种骨折，如果治疗不及时，方法不正确，致死、致残率高，骨折后一年内有约20%~50% 的老年人死于该骨折的并发症。

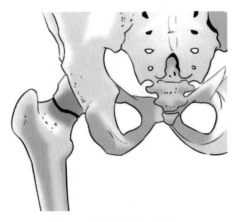

图68　髋部骨折示意图

老年人髋部骨折为何如此要命?

这种情况下,如果不及时手术治疗,选择保守治疗,就需要长期卧床,坐起和翻身困难,老年人的身体每况愈下,很容易导致肺部感染、压疮感染、尿路感染、下肢静脉血栓形成甚至脱落引发肺栓塞,最终走到人生的终点。

遇到"人生最后一次骨折",该如何抉择?

对于髋部骨折的老年患者,除非有不适合做手术的禁忌条件,不然应首先考虑手术治疗,而且应尽快实施,建议在完善术前准备的前提下力争入院 48 小时内完成手术。早期手术的最大目的就是为了老年患者尽早坐起和在床上自由翻身,一般术后第一天就可以坐起和翻身了,这样避免了老年人长期卧床引起的严重并发症,最大程度恢复老年人行走功能和生活自理能力,提高了生活质量。

老年人髋部骨折手术安全吗?

现实中患者及家属考虑年龄、基础疾病和对手术的认知误区等因素,对手术治疗常有较大的疑虑,往往不愿动手术。对于高龄患者手术风险确实又不小,因此入院时医生会对患者进行全面系统地评估,包括基础疾病的控制情况,必要时需要骨科、麻醉科、内科、重症监护室等多科室医生帮助患者渡过难关。

老年髋部骨折的手术方案有哪些?

根据骨折稳定程度,对于股骨颈骨折可以选择内固定术、全髋或半髋关节置换。对于股骨转子间骨折可以选择髓内固定或髓外固定。这些手术都是成熟手术,手术时间短、出血少。

如何预防"人生最后一次骨折"

注意饮食的均衡营养，适当补充钙和维生素 D，在医生指导下使用抗骨质疏松的药物，再加上适当科学地身体锻炼，骨头硬朗，身体灵活反应，才能有效避免骨折。在日常生活中最好穿防滑鞋，常用物品放置在触手可及的位置，避免取用不便跌倒。后辈也要注意多加照顾和陪伴老人。

（王会仁）

老年急性腰痛，警惕"沉默杀手"椎体骨折

在门诊的临床工作中，总会碰到一些老年人因为腰痛来就诊，能自己走来门诊，腰痛程度往往还不至于使生活完全受限，大多数患者都没有明显的外伤史，首次腰痛的发生可能与日常生活动作如弯腰、晾衣服、搬物品或反复咳嗽有关。还有相当一部分患者完全想不出有啥诱因，莫名其妙就突发腰痛。而这类腰痛往往有个特点，卧床休息时疼痛可减轻或消失，但在翻身、坐起、改变体位或行走等需要脊柱负担身体重量时出现疼痛或疼痛加重。这个时候，我们就要注意了，概率最高的是碰到了"沉默杀手"，发生了胸腰椎的脆性骨折，或者称为骨质疏松性椎体压缩性骨折。

我们可以看到，由于老年脊柱骨折发病隐匿，大多数没有跌倒的病史，再加上，腰背痛是老年人常见的症状，比如腰椎退变、肌肉劳损都表现为腰背痛，所以通常不会被重视，患者往往想不到自己有可能发生了骨折，等到严重影响生活后才来门诊就诊，所以我们称之为"沉默杀手"。

那为何老年人会不知不觉中发生脊柱骨折呢，那是因为老年人往往都有骨质疏松问题，而且骨质疏松是属于增龄性疾病，年龄越大，骨质疏松程度越严重，骨质疏松使得脊柱椎体骨密度和骨质量

下降，骨头的强度减低，椎体的骨头就像鸡蛋壳一般，轻微的外力甚至没有明显外伤的情况下即发生压缩骨折，出现胸背部、腰背部疼痛，随着时间推移，如果没有得到控制，就会导致后期的驼背，引起顽固性的背痛，有些老年人，由于严重驼背导致胸廓的容积减少，使得肺活量下降，肺功能明显受限，如果本身有肺气肿等疾病，会导致心肺功能进一步下降。另外驼背加重，使得肋骨对腹部压力增大，造成饱胀感，食欲减退，胃肠功能紊乱。从骨质疏松角度，胸腰椎骨折发生后，由于疼痛、卧床、活动减少，造成患者钙流失进一步加快，骨量进一步丢失。持续的骨量丢失加上驼背畸形导致老人身体重心前移，使得脊柱其他部位骨折的发生率也显著增加。

所以这给老年朋友提个醒，如果突发腰痛，疼痛程度与体位变化有关，卧床缓解，起床活动加重，尤其本身有骨质疏松症的患者，需要及时到医院请专业医生判断，以免将简单的问题严重化，增加治疗的复杂性和造成后遗症。

（朱越峰）

经皮椎体成形术
——让骨质疏松性椎体骨折"朽木可雕"

如果把人体骨骼比作树木，那么树干就是脊柱。脊柱不仅能连接身体各部分，更起到了支柱作用。"树有荣枯，人会衰老"，脊柱如同树干一样，最终也会变得脆弱。在衰老的过程中，由于激素和力学等多种因素的减退，构成骨骼的无机成分逐步分解，有机成分逐渐弱化，骨质疏松悄然发生。构成脊柱的椎体，由位于中部、较为疏松的松质骨和位于外周、较为致密的皮质骨构成。骨质疏松对于较为薄弱的松质骨影响更大，因此松质骨构成比重较大的椎体成为了骨质疏松性骨折的多发部位。由于椎体的过度疏松，大多数患者仅在轻微暴力，甚至诸如弯腰、咳嗽等日常动作下即可发生椎体骨折。发生骨折的椎体最常表现为塌陷，称之为压缩性骨折。

在现代骨科技术尚未发展的年代，骨质疏松性椎体骨折对老年人生命质量的打击是巨大的。单个椎体的均匀压缩会造成身高变矮，而不均匀的压缩则导致驼背或侧弯畸形，严重影响形象气质。若塌陷的椎体突向椎管则进一步引起神经损伤，导致下肢疼痛、行走困难，甚至大小便失禁，最终导致失能。对于先后或同时发生多个椎体骨折的患者，他们的生命健康遭受了严重危害。

以往认为，发生骨质疏松性骨折的椎体"朽木难雕"。然而，一项微创骨折技术的发展已经很大程度地改变了这一现状。1984年，神经外科医生 Galibert 和放射学家 Deramond 在治疗一例侵袭性椎体血管瘤病例时，率先提出经皮椎体成形术（Percutaneous Vertebroplasty, PVP）这一概念。他们将高分子骨水泥材料注入椎体病灶，以加固骨骼，防止塌陷。术后，这位患者的疼痛还得到了极大缓解。

随着解剖学的深入、材料学的进步和信息传播的发展，从21世纪初起，PVP 在骨质疏松性椎体骨折中的应用呈现爆发式增长。经典的 PVP 技术在透视下将穿刺针经由椎体管腔结构送入预定部位，再将骨水泥材料注入压缩的椎体中，数分钟至数十分钟即可实现骨折部位的稳定和强化。实践证明，PVP 在缓解术后短期疼痛和缩短卧床时间方面，展现了巨大的优势。此外，结合了扩张球囊技术的经皮椎体后凸成形术（Percutaneous Kyphoplasty, PKP）更可以进一步恢复椎体的高度。

"朽木可雕"不再不可实现，骨科技术的不断进步正在让越来越多的老年骨折患者免于痛苦。

（朱越峰）

老年骨折手术只是长征路上第一步

人口老龄化是当今世界诸多国家正在面临的挑战，截至2018年12月，我国60岁以上的老年人已达2.49亿，占中国总人口的17.9%，预计到2050年时我国老年人口接近5亿，将拥有全球最大的高龄老年人群体，人口老龄化水平将达30%以上。随着人口老龄化加剧，骨质疏松性骨折的发病率逐年上升，尤其在绝经后女性人群中。骨质疏松本身一般没有明显的症状，不过因其导致的骨折等问题给老年人群带来了极大的痛苦和危害，是造成老年人致残甚至致死的主要原因之一，同时也给家庭以及社会增加了很大的负担。

髋部骨折是骨质疏松性骨折最常见的类型之一，它对肢体活动、功能等方面都会造成严重损害，大大降低老年人的生活质量，甚至带来生命危险。在全球范围内，预计到2050年将会有626万人发生髋部骨折；世界上一半的妇女髋部骨折发生在亚洲。

手术是临床中应用最普遍和有效的治疗方法，但术后长达数月的恢复期，患者活动能力丧失，可能继发肌肉萎缩、严重骨质疏松、坠积性肺炎等并发症，造成生活质量明显下降。老年骨折患者术后仍然有部分患者会发生再次骨折，骨质疏松为其主要原因，因此以往大多数骨折患者的术后康复多聚焦于骨健康（如骨密度）。

老年患者在初次骨折术后髋部及下肢肌肉力量不足，髋关节协调能力下降，也容易跌倒致健侧髋部再次骨折。越来越多的研究表明，骨与肌肉是休戚相关的，从早期胚胎发育到老化和退化，骨与肌肉在形成及功能上均紧密联系在一起，许多因素共同作用并影响这两种组织，包括遗传背景、激素、循环因子以及机械力等。骨骼肌是人体内最大的组织，约占正常人体总重量的40%~50%，与机体的物质和能量代谢密切相关。肌肉及骨骼系统在人类日常生活和活动中起着至关重要的作用，不仅支持人类直立姿态、辅助运动和呼吸、保护内脏器官，并且足量且强壮的骨骼及肌肉是维持身体健康和内环境稳态的重要保证。肌肉和骨骼位置毗邻、相互调节、密不可分，二者任何一方的结构、功能改变均会对另一方造成影响。维持肌肉健康不仅仅能增加肌强度，还能减少骨丢失，进一步改善骨强度；反之维持骨骼健康也能进一步提高肌量和强度，降低跌倒风险。骨密度、肌肉量、肌肉强度、肌功能的下降，以及肌间脂肪含量的增加，均与髋部骨折风险增高相关。

肌少症是近年来逐渐受到关注的老年综合征。1989年首次提出了肌少症的临床概念，即与增龄相关的骨骼肌肌量减少及肌力减弱等改变。近年来的研究发现了肌少症与老年人躯体活动能力下降从而导致跌倒、失能及死亡率增加有关。专家估计全球70岁以上老年人已经有约40%受到肌少症的困扰。骨骼肌肌量的减少使老年患者活动步速减慢及平衡能力减退，极易跌倒导致骨折。骨折后卧床导致患者骨骼肌萎缩，进一步加重了肌少症的症状，导致其身体功能丧失，严重影响患者的生活质量，且再次跌倒和骨折的风险随之增高，患者心理情绪方面的消极影响将进一步增加髋部骨折后病死率。因此，在老年患者骨折围手术期治疗中，我们不能只关注于骨质疏松的治疗，也需要配合强化下肢肌肉训练，增强下肢肌力，降低跌倒再骨折的发生率。

（李现龙）

老年人反反复复骨折，快抓紧这个"黄金时间"

骨科医生在门诊总能见到一些熟悉的老朋友，这些患者常常不止一次发生骨折，一次又一次地来门诊向医生求助。除了骨折，他们一般具有另一个共同之处：都患有骨质疏松症。

2022 年国际骨质疏松日的主题是："骨量早筛查，骨折早预防。"即号召中老年朋友要尽早筛查骨量，尽早发现骨量减少甚至骨质疏松，防止发生骨质疏松骨折的严重后果。不幸发生骨折后，也要亡羊补牢，避免再次骨折的发生。

患有骨质疏松症的老年人一旦发生过一次骨质疏松性骨折或是脆性骨折，就属于比较严重的骨质疏松症。此时如不加以干预，两三年内，患者很可能会面临多次骨折，甚至丧失独立生活能力！

身体受到外力导致骨折后，骨折部位以及肌肉、韧带等也会受到不同程度的损伤，为了修复这些损伤，患者需要较长时间地静养甚至卧床休息，骨头由于没有力的刺激，就会发生废用性萎缩，由此引起骨量加速丢失，最终导致更严重的骨质疏松。这类患者在骨折时就诊可能只是轻度骨质疏松或没有明显骨质疏松的迹象，等到骨折部位愈合的中期或后期再复诊时，会发现明显的骨量流失，从而增加了再次发生骨折的风险。

此外，处于骨折康复期的患者，行动能力还没有完全恢复，稍不小心，也更容易发生跌倒而骨折。

研究发现，骨折后抗骨质疏松治疗能明显降低再次骨折发生的风险。因此，对于发生骨折的中老年患者，特别是轻微外伤就发生以下几个部位：髋部、脊柱、肩部、腕部骨折的人，应常规筛查骨密度，尽早发现骨质疏松并开始治疗；而已经有骨质疏松的患者，更要注意规范的抗骨质疏松治疗，这样才能减少再次骨折的发生。从生活方式上的主要预防措施有：

（1）多食用富含钙、低盐和适量蛋白质的均衡膳食，钙较丰富的食物主要有：牛乳及乳制品，豆类及豆制品，鱼类及海产品，肉类与禽蛋、蔬菜等；

（2）适当进行户外活动，如游泳、太极拳、慢跑、散步等，运动要适度、适量、循序渐进，不可盲目过度，增加身体负担；

（3）避免嗜烟、酗酒和慎用影响骨代谢的药物等；

（4）老年人应注意是否患有增加跌倒危险的疾病，加强自身和环境的保护措施，合理布置居住环境，避免滑倒；

（5）积极检查：建议每年进行一次骨密度检查，对快速骨量减少的人群，应及早采取防治对策。

在发生骨质疏松性骨折的两年之内，是再次骨折的高发期，越临近骨折时间，越容易发生骨折。因此，骨折两年内的时间窗是骨质疏松症干预"黄金时期"。抓紧这个黄金时期，规范抗骨质疏松治疗，就尤为重要了。当然，更重要的是早期发现骨质疏松，早期干预，避免发生骨折！

（庄晨阳　林红）

神奇？未来十年骨折风险早知道

　　"一失足成千'骨'恨"，说的就是王阿姨摔倒导致骨折时后悔莫及的心情。如果有一个办法能让王阿姨提前知道自己可能骨折，王阿姨一定好好学习，严加预防。今天，我们就来给大家介绍一种预测十年内骨折风险的办法。

　　WHO Fracture Risk Assessment Tool，FRAX® 是由世界卫生组织开发，用于评估 40~90 岁个体骨折概率的系统。由于基于真实的患者数据开发，并将骨折概率与多种临床危险因子相结合，这个系统对十年内髋部骨折以及由骨质疏松引起的脊椎、前臂、髋骨或肩部的骨折有较好的预测效果。这一系统临床数据来源广泛，计算具体风险时能够校正各地区之间种族、文化等的差异，结果贴合实际。同时算法及时更新、表格在线填报的方式也让系统具有时效性和便利性。

　　以一名 55 岁，体重 70 公斤，身高 172 厘米的男性为例，他曾经发生过骨折，但没有到医院测过骨密度，想知道自己未来十年发生骨质疏松性骨折的风险，在界面中填入个人信息后得到以下结果：

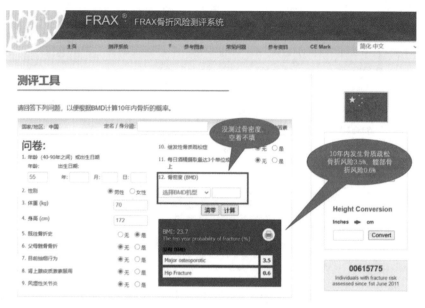

图 69　FRAX 骨折风险测评系统中文版使用界面

　　Major osteoporotic ：主要骨质疏松性骨折是指髋部、脊柱、腕部或肱骨骨折。

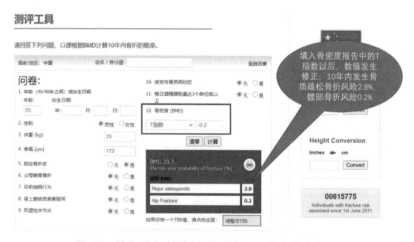

图 70　填入骨密度测量结果后骨折风险会发生修正

　　这个系统总共由 12 个危险因子组成，这 12 个危险因子又有各自的填写注意事项，大家只须按实际情况填写，即可得到十年内主要的骨质疏松骨折的概率和髋部骨折的概率（各自对应结果的第一行和第二行）。

如果自己做了骨密度检测，得到了骨小梁评分（TBS），还可以在后续的链接中选择骨密度检测的仪器并输入自己的 TBS 评分，进一步修正预测结果。当然，目前国内大多数医院的骨密度报告里暂时没有这个数值，暂时无法修正预测结果。

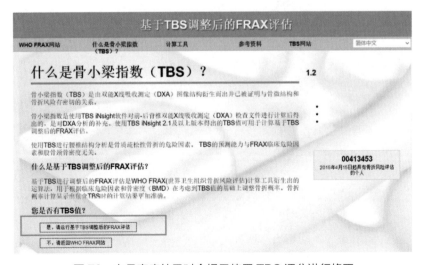

图 71　有骨密度结果时会提示使用 TBS 评分进行修正

图 72　有骨密度结果时会提示使用 TBS 评分进行修正

输入 TBS 评分后重新计算的十年内主要骨质疏松骨折（Major Osteoporotic Fracture）和髋部骨折（Hip Fracture）的风险（%）。

看了今天的介绍，不如登录下面的链接亲自尝试吧！

https://www.sheffield.ac.uk/FRAX/tool.aspx?lang=chs

（张泰维　董健）